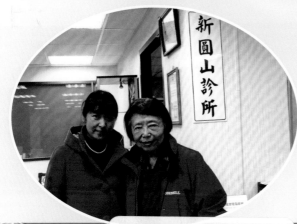

台湾地区著名医师
崔玖（右）

Clarity Pointe 护理站

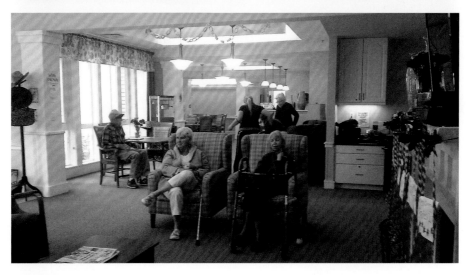

紧邻客厅的餐厅

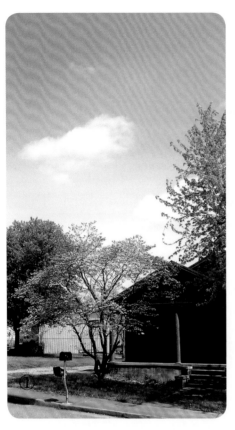

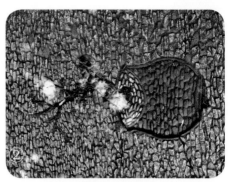

① ②

③

① 春光下的四照花

② 留园地面的梅花精致到花瓣

③ 田纳西大学植物园

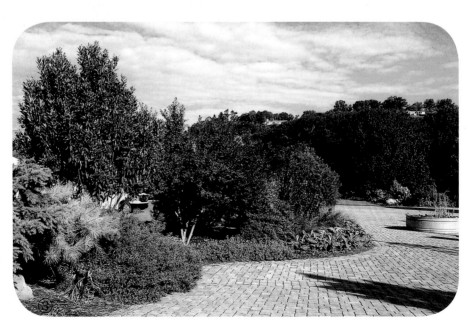

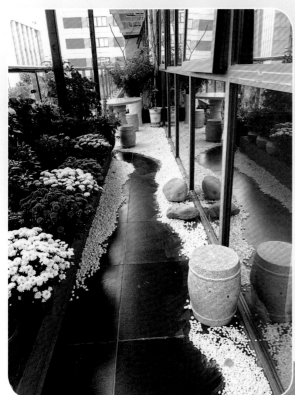

实验室一隅

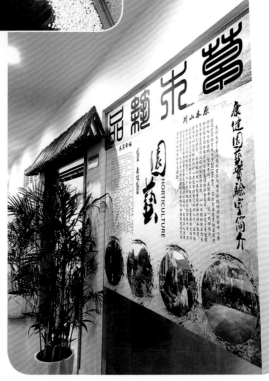

苏州大学－苏州园科协
创中心康健园艺实验室

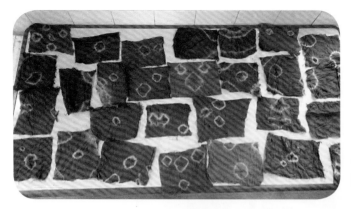

创意满满的杨梅
汁扎染布

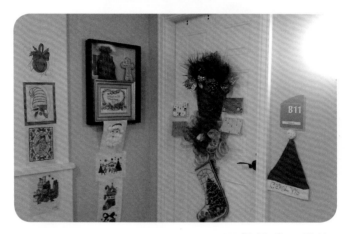

温馨的节日装饰

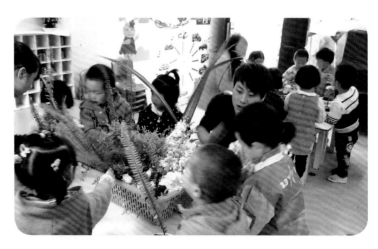

我也要创作

康健园艺
与
康复花园

郑 丽●著

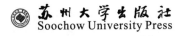
苏州大学出版社
Soochow University Press

图书在版编目(CIP)数据

康健园艺与康复花园 / 郑丽著. —苏州:苏州大
学出版社,2020.8
ISBN 978-7-5672-3252-5

Ⅰ.①康… Ⅱ.①郑… Ⅲ.①观赏园艺-应用-物理
疗法 Ⅳ.①R454.6

中国版本图书馆 CIP 数据核字(2020)第 142165 号

书　　名:康健园艺与康复花园
著　　者:郑　丽
策　　划:刘　海
责任编辑:刘　海
装帧设计:刘　俊
出版发行:苏州大学出版社(Soochow University Press)
出 品 人:盛惠良
社　　址:苏州市十梓街 1 号　邮编:215006
印　　刷:苏州工业园区美柯乐制版印务有限责任公司
E-mail ：Liuwang@ suda. edu. cn　　QQ:64826224
邮购热线:0512-67480030
销售热线:0512-65225020
开　　本:700 mm×1 000 mm　1/16　印张:12.5　字数:169 千　插页:2
版　　次:2020 年 8 月第 1 版
印　　次:2020 年 8 月第 1 次印刷
书　　号:ISBN 978-7-5672-3252-5
定　　价:49.00 元

凡购本社图书发现印装错误,请与本社联系调换。
服务热线:0512-65225020

自 序

　　在从小到大与花木打交道的过程中，总感觉花与人之间存在着丝丝缕缕的联结，而这种感觉随着我对花卉专业知识的学习，逐渐从模模糊糊变得越来越坚定地相信：花对人的影响，并不只是通过五官感受产生作用的，花与人之间，是一场生命的交流。

　　大约在大学一年级的下学期，有一天父亲随信给我寄了一张《参考消息》的剪报，在国外科技动态的栏目里，有一篇豆腐块大的小文章，说欧美国家有一种在花园里赏花种花就能让患者复健的方法，叫"园艺疗法"，那是我第一次听说"园艺疗法"这个概念。虽然我很感兴趣，但是在那个知识来源相对单一的20世纪90年代初期，却苦于无处获取关于园艺疗法的更多信息。第二次接受到园艺疗法的知识，是1996年我读研究生二年级的时候，南京农业大学的侯喜林老师在给我们讲园艺学进展的专题课时，用不到一节课的时间介绍了日本的园艺疗法，当时算是很专业的学习了。

　　再后来，虽然没有渠道去专门学习园艺疗法，但是我总会抓住一些可能的机会去了解。2004年赴英国学习期间，我与英国园艺疗法协会以及美国园艺疗法协会的老师们取得联系，表示希望学习园艺疗法，美国园艺疗法研究所的Rebecca Haller女士随即给我发来邀请函，虽然当时知道在英国办理赴美签证几乎是不可能通过的，但我还是在2005年大年初一的那天上午去位于伦敦的美国大使馆走了一遭，算是为内心那点火光续蓄能量。结束英国的学习回国后，2006年我开始带研究生，这又推动了我对园艺疗法的探索。虽然没有机会在国外学习，但那时的网络已经很发达，通过互联网我一直和美国园艺疗法协会保持着联系，其间得到了协会学术组组长Matthew Wichrowski 的大力帮助，他给我发送了大量的学习资料和文献。

带领研究生在园艺疗法的道路上探索是有趣而又艰难的。有趣的是终于可以在感兴趣的领域试水了，艰难的是当时国内学术界对园艺疗法的认可度几乎为零，不要说申报课题，就是发表文章都不容易。确实，园艺疗法作为园艺科学和人体科学交叉的一个领域，不管是研究方法还是研究深度，都比不上单纯的园艺科学或者人体科学。我经常给学生做比喻，说我们好比在一个尚未开垦的土地里挖掘宝藏，在园艺科学或者人体科学领域，各自的挖掘系统已经很成熟，有智能探测、机械挖掘等，而且可能已经挖到地下好几百米了；而园艺疗法领域，现在是扛着锄头从一米两米的表面开始往下挖……我们就这样用锄头艰难地挖着。

2008 年的一次课后经历让我很受触动，使我再一次深刻思考花与人的关系。那是一堂花文化欣赏课，当我讲完课和往常一样收拾好背包正要出门的时候，一名学生面露难色趑趄不前、欲说还休，我便笑问他何事，只见他涨红了脸，沉吟片刻，才终于抬头看着我说："老师，我想向您坦白一件事……"我当时很惊讶，只知道作为公选课，同学们对花文化都很感兴趣，而我既非辅导员也非班主任，他有什么事需要向一位公选课的老师坦白呢？我于是鼓励他说出来，他红着脸又把头微微低了一下，"我上学期考试的时候有一门课作弊了，"他接着说道："这件事憋在我心里很久了，今天上完课我觉得不说出来我连花都不如，我都对不起这么美的花……"后来我每次回想起那天的情形都会感觉鼻子酸酸的，心里涌上一阵阵感动，那位同学的"忏悔"让我愈发体会到花木于人的力量，那是一种从精神到躯体都能浸润渗透的力量。

之后我一直在思考一个问题：如果将花文化欣赏的这些内容从

幼儿时期就开始普及教育,是否会对人格的形成有所作用呢?我于是开始关注和查阅文献,并且在幼儿园开展"人之初,花体验"的主题活动,从 3 岁的孩子开始,带他们去接触和了解花木。当我在一次学术交流会上聊起这个话题的时候,德国柏林艺术大学的 Gert Groening 教授(时任国际园艺学会风景园林与都市园艺分会主席)对我说:"你不妨去普林斯顿大学的 Cotsen 儿童图书馆找找,那里或许会有你想找到的资料。"2015 年在美访学期间,我终于有幸申请到了赴普林斯顿大学研习的机会,在 Cotsen 儿童图书馆浩瀚的书海里,还真让我找到一本 300 年前出版的小论著——《花园娱乐启迪儿童心智》,文字真是很奇妙,时隔 300 年,我仿佛与作者展开了一场生动而有共鸣的探讨,古今中外,花木给人的启迪是何等相似啊!

2012 年对我的探索工作而言或许是一个不小的转折,我在申报国家留学基金委的访学项目时,就以"园艺疗法和康复花园"为题,心想:姑且算是碰碰运气吧。没想到,居然获得了批复!这让肩扛锄头的我看到了曙光,也更加坚定了我要在这个领域继续深挖的勇气,我于是开启了"名正言顺"的探索园艺疗法的旅程。这是一段新奇的求学之旅,却也是一段痛失恩亲的辛酸之旅。

2013 年 4 月 19 日下午 6 点,那是一个春暖花开、阳光明媚的傍晚,一生守时爱花的父亲端坐在客厅沙发上准时下班了……父亲的离开让我难以适应,仿佛生吞了一块石头鲠在喉咙里,我于是开始满世界去找寻父亲。《海峡两岸》是父亲最爱看的节目,每晚八点半雷打不动要收看,我深知海峡的那一端,是少年时代就身怀报国为民理想的父亲最长情的牵挂了。也是机缘巧合,一本《情绪的处方:花精》让我结识了台湾地区著名医师、美国夏威夷大学终身教授崔玖,我于是在 2013 年 11 月怀着极为复杂的心情第一次飞越那湾浅浅的海峡,去父亲牵挂的那个地方,去探访花儿和心灵的秘密。看着机窗外蓝蓝的海水,我的眼泪竟然止不住地哗哗往外流,可能一半是为父亲，一半是为台湾。

那次的台湾之旅，让我有幸在后来几年师从崔玖教授开启了探索花朵和情绪之间关系的大门，并在她的带领下，聆听了台湾东吴大学陈国镇教授、台湾大学李嗣涔教授等一批学者对我国传统文化和生命科学的见解，颇受启发；同时我还拜访了台湾地区资深园艺疗法学者郭毓仁老师，这些游学经历为我后来在美国学习园艺疗法奠定了不少基础。

失去父亲的日子我不敢让悲痛过多蚕食柔软的内心，我清楚自己必须以双倍的坚强照顾好依然在病中的母亲。在我从小的印象中，做医生的母亲一直是身康体健的，不管生活有多么艰辛，她从来都没有生过病。然而在她70岁那年，病却来得突然且严重。2007年，母亲罹患糖肾病，医生说若坚持每周12个小时的透析治疗，便可以保证肾功能正常。我们全家决定鼓励母亲接受透析治疗，我和时年已逾八旬的父亲开始陪伴母亲每周做3次透析。在家人的关爱和医生的精心治疗之下，母亲的身体渐有起色，随着我女儿的降生，我们一家在那短短几年中其乐融融。回想2009年至2012年，上有父母、下有女儿，先生体贴周到，那是我这一生中最为幸福的日子！

似乎有上天的眷顾和父亲在天之灵的护佑，好在母亲短时间内没有出现大碍。两年之中，母亲的身体似乎在一个稳定的状态中保持得还不错。天气晴朗的清晨，她愿意早早起来到小区的东门去买回豆浆、油条、小包子做我们一家四口的早餐，要知道，这些事情在前几年我是断然不允许她去做的，我把母亲小心地捧在手心里护着，不让她多走一步路，不让她多拎一件物……然而就是这种状态，让我以为母亲还真的不错，我这才开始安排即将失效的访美之旅。2014年10月4日的夜晚，我与母亲拥别，踏上赴美访学的旅程，那是善良、坚韧而又不失风趣的母亲健在时给我的最后一个拥抱。

飞行旅途中我翻开了中华瑰宝——《黄帝内经》，刚阅读完《论一：摄生》，我就不禁感慨：何不早日读此书啊！这些关于人类健康的理论是应该普及到每一个人的，至少在启蒙教育的时候就应该教给孩子，让人从小就知道生命的本质与健康的原理。为什么我们祖先留给世人的如此重要的资料却鲜为世人所知，仅是某些专业才能涉足的奇书？当今医学院的学生开设这门课吗？（经查，仅选修）如果我们知道生命的本原与健康的道理，那我们的漫漫人生就不会迷失方向，我们就会顺应天时而养护自己的健康，就不会胡来，更不会去恣意破坏自然。上古之人能活百岁，健而终，何以医学如此发达的今天却病人不断，夭折无数？这亦是黄帝问岐伯的话，以此在二人的一问一答中，拉开了《黄帝内经》的叙述。阅读中不难发现，《黄帝内经》关于健康的理论与园艺疗法对自然增强人体健康的理论有高度的吻合，二者均强调天人合一乃健康长寿的根基。彼时飞机正飞越落基山脉的上空，从山区到平原，夕阳中，如此分明的界限讲述着自然之神奇，云朵反射的阳光从东面泻下，让人有些许魔幻的感觉。

我们要健康，首先就得遵循自然规律，注重自身的精神调适，做到饮食有节、起居有常、劳作适度，方能心绪舒畅。而花木，实乃让我们心绪舒畅、身康体健的美物……舷窗之外是绵绵白云，我的康健园艺之旅亦穿梭在日月星辰之间。

盼望此书的问世，能够抛砖引玉，让读者随着我探索的旅程，去发现更多花与人之间的秘密。

郑 丽

2020 年 3 月 18 日

星星岛花园

前　言

　　康健园艺是指由专业人员带领服务对象操作有针对性的园艺活动，使其保持或改善身体机能活力、心理健康状态以及获得良好社会适应能力的方法。目前，这种绿色生态的非医疗身心健康照护方法已被社会广泛认可。而与康健园艺配套的环境称为康复花园，与普通花园相比，康复花园更强调设计的循证基础，即满足特殊的功能需求、以人为本的需求。本书介绍了康健园艺与康复花园的起源与发展及理论基础，并结合案例阐述了康健园艺的对症应用方法。尤其是笔者根据多年的实践和研究，在康健园艺领域总结了两个创新点：其一，结合我国优秀文化遗产"二十四节气"的生态智慧，提出了"应该遵循节气规律，实施康健园艺活动以及设计建造康复花园"的思路；其二，提出围绕园艺植物六大分支"果""蔬""花""茶""桑""药"构建康健园艺活动，并结合苏州特有的蚕桑文化，在康健园艺活动设计中拓展了"桑艺康健"。

　　在此，笔者首先要针对"康健园艺"这一中文概念的提出向读者朋友做一介绍。该概念源于英文"Therapeutic Horticulture"与"Horticultural Therapy"（本书第一章将对二者进行详细阐述），这两个英文概念引入中国以后被翻译为"治疗园艺""园艺疗法""园艺福祉"或者"园艺治疗"等。"Horticulture"译为"园艺"毫无争议，重点在于对"Therapy"的理解。"园艺疗法"是原英文概念经日本人翻译为日文后又从日文翻译为中文的说法，"园艺福祉"则是我国台湾地区的汉译；而"园艺治疗"这一中文译法则是饱受争议，许多医务工作者不赞同这种译法，不少乐于通过园艺照护身心健康的人也不太认可"疗法"这一带有"治病"含义的译法。从英文角度考量，"Therapy"和中文"治疗"一词的对应英文"Treatment"的词义也是不一样的，"Therapy"更倾向于非医疗的复健方法，归类为"Occupational Therapy"（作业疗法）的范畴，比如多见于"Music Therapy""Art Therapy"等，后经 Nature 出版集团旗下国际园艺学领域 2017 年影响因子排名最高的学术杂志 *Horticulture Research* 主编 Zongming（Max）-Cheng 教授建议，将"Therapy"一词翻译为"康健"而非"疗法"，这样更能表达中国人对于非医疗手段的健康照护方法的理解与传承。同时，鉴于笔者是立足于园林园艺的专业背景来表述照护身心健康的方法，而非从医学专业的背景来表述对身心健康的治疗，因此，本书即著述"Therapeutic Horticulture"，将其翻译为"康健园艺"；而涉及"Horticultural Therapy"概念之处，则译为"园艺康健"。

那么，上文提及的"园艺活动"又包含哪些内容呢？我们先要知道什么是园艺。园艺，原指在围篱保护的园圃内进行的植物栽培活动。这些植物包括了园艺学的六大分支，即"蔬""果""花""茶""桑""药"六个大类。"园艺"一词包括"园"和"艺"二字，《现代汉语词典》中称"植蔬果花木之地"为"园"，古人认为"学问技术皆谓之艺"，因此栽植蔬果花木之技艺，谓之"园艺"。园艺对于丰富人类营养和美化、改造人类生存环境（园林环境的营建）有重要意义，园林、园艺总是相伴相生的。从繁体的"園"字来剖析，其包含了围篱的"外圈"、造园的"土"、饮食的"口"、身穿的"衣"等元素；从需求的递进层次而言，人类在通过生存生活的环境与自然进行交流的过程中，不断追求多样化的饮食结构与身心照护，在通过大田作物解决吃饱的问题后，还需要蔬菜的搭配和水果的营养，之后又需要建园赏花、饮茶植桑、草药疗疾等，所以，园艺活动包含了与"蔬""果""花""茶""桑""药"等类植物相关的人类衣食住行的一切活动。显然，植物在人类文明的发展史上贡献卓著，不管是植物本身还是植物所构建的环境都是人类身心健康照护系统中的重要因素。也因此，人类借由对健康生活的追求形成了一套通过身边的环境及朝夕相处的植物来获得健康的方法——康健园艺。

我们要健康，就必须遵循自然规律，注重自身的精神调摄，做到饮食有节、起居有常、劳作适度，只有这样才能心绪舒畅。园艺是人类在与自然长期进行交流的过程中总结出的一套从植物到食物的方法，包括如何培养植物、如何让植物经加工变成食物等，后来又在物质食物的基础上升华出精神食物，比如花卉的欣赏、园林的建造等。在这一系列的活动中，自然的物候变化经由植物的表现而让人类有所知觉。这可看作是人、植物、天地之间的一种默契。也正因为此，康健园艺的实施有着较强的时令性，即必须结合春、夏、秋、冬的季节更替与生物体春生、夏长、秋收、冬藏的规律，建立人与植物、人与自然的和谐关系。可以说，"康健园艺和康复花园"是人与植物良性互动的典范，也是生态文明建设在人类健康照护方面的体现。

目前我国的康健园艺事业尽管还在起步阶段，但相关研究机构正在各省大量涌现，前景颇为乐观。2014 年 7 月，在中国社会工作联合会心理健康工作委员会下成立了园艺治疗学部，该学部目前已在华北、华东、华南、西南建立了分部，而且这些分部都已经展开了工作。2015 年 6 月，中国农工民主党中央委员会与北京林业大学、北京协和医学院、中国疾病预防控制中心等单位共同建立了我国首个生态与健康研究院。与此同时，一些高等院校也相继从不同角度展开园艺园林与健康相关领域的工作。2018 年，由中国、日本、韩国等国学者共同发起的致力于在亚洲各国推动园艺康健的亚洲园艺康健联盟（Horticultural Therapy Alliance in Asia，简称 HTAA）在日本宣布成立。这一系列的进展显示出我国在园艺园林与健康领域的科研前景及社会需求。

纵观国际国内业界动态，我深感中国发展康健园艺事业已经势在必行，因为它不只是园艺园林学科的一个新出路，更是关系到健康的一项朝阳事业（或者产业）。虽然《大学》的八目"格物""致知""诚意""正心""修身""齐家""治国""平天下"早已道出了读书人追求的境界与理想，但是个人小我的理想只有融入国家和社会大我的理想实践，才更有其存在的价值。我曾经借用古人的"原本山川，极命草木"之言，来表达我对于园艺园林学研究的理想——"草木筑品，为君康健"。作为一名园艺园林教育工作者，我的理想就是把自己的事业融入人类健康的生存环境建设之中。故从 2006 年开始，我带领学生着手园林与健康互作领域的研究探索，并于 2012 年获得国家留学基金委全额资助赴美访学，在田纳西大学植物科学系和芝加哥植物园研习康健园艺与康复花园设计，其间应邀出席哈佛大学敦巴顿橡树园景观与花园研究中心学术年会；并于 2015 年 7 月赴普林斯顿大学进行花卉与儿童健康成长关系的研习，成为获得国家留学基金委资助在美国访学专修康健园艺的首名高校教师；回国后我受邀开展了 20 余场康健园艺专题讲座和工作坊。

借由苏州大学出版社的支持，现将这些年的学习实践所得以及课程讲义编撰成册以飨读者，希望能在园林园艺与人体身心复健的实践方面为康健园艺爱好者、探索者提供一定的参考和借鉴，同时更衷心期待与有识之士携手开拓康健园艺与康复花园领域的科研实践，一起为神州大地添锦绣，为中华百姓谋福祉！

由于本人水平有限，书中错误之处在所难免，恳请读者批评指正！

郑　丽

2018 年仲夏于苏州大学东园

目 录

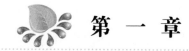

第 一 章

康健园艺与康复花园发展简史

——从园艺中走出健康之路

人类上千年的农耕文明孕育了现代文明，古代文明不仅早已认识到植物可以给人类提供食物，更发现了植物的疗愈功能。中国以丰富的花木资源和博大精深的园林文化，被誉为"世界园林之母"。中华民族历来就有植树种花的习俗，也深谙植物对人的保健功能，无论是先人留给我们的古典园林还是祖国瑰宝中草药学，无不展示出国人崇尚自然、追求"天人合一"的思想。美国著名园艺学家、育种学家路得·布尔班克曾说过："花卉总能让人状态更好、更愉悦、感觉更有帮助；花卉是灵魂的阳光、食物和药物。"可见，不管是在东方还是在西方，园林花卉带给人身体和心灵的愉悦与健康是显而易见的。花园承载着人们对美好生活的向往，每个人的心中或许都装着一个花园梦。

第一节　基本概念及定义

在过去数十年中，越来越多的人从现代科学的角度意识到人类与植物及花园互动所带来的益处，业界针对人与植物关系的科研成果大量涌现，医学治疗过程中结合这种关系的园艺活动也急剧增长，由此导致大量康健园艺项目和活动术语的出现与应用，如医疗园艺、花园疗法、社会园艺、医疗花园等。这些术语交替使用，很难相互区分，为了增进对本行业的理解，美国园艺康健协会

（AHTA）于 2012 年再次修订并颁布了经该协会认可的人与植物关系的相关术语及其定义，以便提供更为准确、规范的业界信息。鉴于美国在康健园艺研究领域的突出贡献与国际领先地位，本书沿用美国园艺康健协会所颁布的定义。而对于"Horticultural Therapy"的汉译对应词，本书倡议使用"园艺康健"。

1　康健园艺（Therapeutic Horticulture）

康健园艺是指由专业人员带领目标对象操作有针对性的园艺活动，使其改善身体机能、保持生命活力和心理健康，获得良好社会适应能力的方法。整个康健园艺活动并没有临床界定的明确目标，但康健园艺带领者会训练目标对象以园艺活动为媒介去寻求自身的幸福感。康健园艺也可以理解为：人们通过各种园艺活动来促进身心健康、消除疲劳、增进思维、益寿延年。康健园艺被广泛应用于医疗、康复和住宅设施，并通过科学的活动安排为康复花园的康复性功能提供软件支持。

2　园艺康健（Horticultural Therapy）

园艺康健与康健园艺是一对侧重点不同而又互为偏正的词组，它们都是指由专业人员带领服务对象操作有针对性的园艺活动，从而获得生理、心理的健康状态的方法。但是康健园艺立足的是园艺背景，强调的是园艺活动的类别与方法；而园艺康健则立足于人体健康背景，强调的是对于有必要在身体以及精神方面进行改善的人，利用植物栽培与园艺操作活动在其社会、教育、心理以及身体诸多方面进行调整或更新的一种有效方法。美国园艺康健协会认为，设计在治疗方案中的园艺康健是一个积极的进程，它本身就是治疗活动而非最终结果。

3　社会园艺（Social Horticulture）

社会园艺，也被称为社区园艺，指与植物和花园相关的休闲或娱乐活动。社会园艺没有明确的治疗目标，也没有治疗师或者专业人员带领，重点在于社会互动和园艺活动本身。一个典型的社区花园或花园俱乐部就是社会园艺配备的好例子。

4　职业园艺（Vocational Horticulture）

职业园艺是以植物为目标对象的专业活动，往往也是康健园艺项目的重要内容，其专注于提供培训，使个人（有或没有某类身心障碍）可以在园艺行业中独立或在一定帮助下完成职业化的工作。职业园艺广泛存在于学校、住宅或康复设施中，其本身则是农业的一大组成部分。

5　康复花园（Healing Gardens）

康复花园是指与康健园艺配套、满足一定使用功能的花园，它是实施康健园艺的场地或者说是康健园艺的硬件支撑系统之一，其建造素材包括以花卉为主的绿色植物、水和其他自然元素。它们通常与医院及其他医疗保健设施相关联。康复花园面向所有人，并为大多数使用者提供益处，旨在为体验者和游客及其工作人员提供静思和喘息的场所。康复花园可以进一步划分为特定的花园类型，包括康健花园、疗养花园等。

同时，作为一个广义的概念，关于"Healing Garden"一词的中文翻译，目前在我国有多种版本。最早或见于俞孔坚等翻译的《人性场所——城市开放空间设计导则》（克莱尔·库珀·马库斯等编著）一书，俞孔坚等将"Healing Garden"译为"医疗花园"、将"Restorative Garden"译为"康复花园"，后金荷仙等人翻译的 Healing Garden in Hospital（克莱尔·库珀·马库斯）一文，直接将

"Healing Garden"译为"康复花园";之后亦出现了"疗愈花园""治疗景观"等汉译。经过仔细推敲,本书最终依然采用"康复花园"这一中文对应词组。汉语中,"康复"一词在裴松之为《三国志》做的注当中就已出现:"康复社稷,岂曰天助,抑亦人谋也。"世界卫生组织将"康复"定义为:泛指综合地、协调地应用医学的、教育的、社会的、职业的各种措施,使病、伤、残者(包括先天性残障)已经丧失的功能尽快地、最大可能地得到恢复和重建,使他们在体格上、精神上、社会上和经济上的能力得到尽可能的恢复,使他们重新走向生活、走向工作、走向社会。康复不仅针对疾病,而且着眼于整个有机的人体,从生理上、心理上、社会上及经济能力上给予全面恢复。

所以,康复花园的功能,在于使人们尽可能地从中获得体格、精神、社会和经济能力的恢复。特别是结合康健园艺的实施,使那些需要恢复社交以及经济能力的人们,除了身心的康复之外,还能学习到园艺的技术,掌握一技之长,从而重返社会。

6 康健花园(Therapeutic Gardens)

康健花园的设计意图是,作为职业康健、物理康健或园艺康健等治疗方案的一个组成部分,它可以被看作是康复花园的一个亚类,既可作为室内康健项目的扩展,也可作为康复花园的一部分。当一座花园的设计意图是满足特定使用者的需求时,它便具备了康健特性。康健花园旨在提供园艺和非园艺活动以满足顾客的康健目标,它应由专业团队以多学科协作的方式进行规划设计。

7 疗养花园(Restorative Gardens)

疗养花园可以是一座公共的或私人的花园,其不作为医疗保健设施的必备组成部分。这种类型的花园借助自然的恢复性,提供一个有利于精神安宁、减少压力、平复情绪、增进心理健康和身体机能的环境。疗养花园的设计重心在于满足使用者的心理、身体以及社会需求。

 8　园艺康健师（Horticultural Therapists）

园艺康健师是受过特殊教育和训练的专业人士，他们在园艺活动的每一阶段，协助服务对象完成园艺植物从繁殖到产品销售的全过程，并以此为手段去改善服务对象的身心状态。

我国目前尚无这一职业，仅有一批获得相应课程培训的专业人士。美国对于园艺康健师这一职业亦尚无硬性的执照和认证制度，但是美国园艺康健协会可为经过专业学习或者专门培训的园艺康健师提供自愿注册登记服务，而注册则必须满足以下要求：

（1）至少获得相关学术专业的学士学位，如植物科学、人类科学、康健园艺学等学术专业的学士学位。

（2）修完康健园艺课程的 12 个学分。

（3）完成美国园艺康健协会认可的 480 小时康健园艺实习工作。

在我国，因为"康健园艺"本身还是一个新鲜事物，我们的职业类别尚未覆盖到该领域。但是在当今社会需求日益丰富的情况下，在未来催生出一个与此相关的新的行业和职业也并不是没有可能。

第二节　康健园艺发展的历史脉络

 1　起源

利用园艺抚慰感官的历史可以追溯到公元前 2000 年左右，彼时的美索不达米亚茂盛的农耕地带是两河流域（底格里斯河和幼发拉底河）孕育而出的一片富饶河谷，在那个景观匮乏的时代，它们为最初的花园设计提供了灵感。古埃及文字记载了世界上第一个用花园为皇室成员治疗精神疾病的案例。公元前 500 年左右，波斯人开始创造能同时愉悦人体所有感官的花园，其做法是结合美景，将香气、音乐、降温的水景协调统一地建造在一座花园中，以愉悦视觉、嗅觉、听觉和触觉等感官。公元 1100 年，圣伯纳德描述了一座坐落在法国克勒福修道院的救济院花园，其私密性、绿色植物、鸟鸣、香气等景观元素为治疗提供了大量的益处。

2 发展

"园艺康健"概念的提出虽源于 17 世纪末的英国，但其作为一个现代行业得以发展壮大却是在美国。当时英国人李那托·麦加在《英国庭园》这本书中介绍道：园艺活动可以使人永葆身心健康。随后美国于 1798 年第一次报道园艺活动可以缓解精神不安与神经系统的症状。欧洲在 1806 年也展开了康健园艺的活动。1812 年后，美国的医疗界率先实施"园艺康健"来辅助精神病人的康复，随后又大力倡导通过园艺活动获得健康。18 世纪至 20 世纪初，可以视为园艺康健的创立期，人们主要通过日常的农耕活动来达到缓解病症的目的，主要针对的是精神病患者的治疗。第二次世界大战结束后，康健园艺作为受伤军人的康复手段得到了新的发展，也催生了相关的职业教育课程。与康健园艺配套的康复花园，其前身被认为是最早具有康复景观功效的欧洲修道院，但当时对于康健园艺的作用并没有进行系统的总结和阐述，直到 1984 年景观治疗研究先驱乌尔里希（Ulrich）博士在《科学》（Science）上全文发表了植物景观对胆囊手术病人预后效果的论文后，康复花园的研究才逐渐被人们系统化，世界上不少发达国家也相继开始关注园林植物及景观对人体的疗愈功能，并成立了专门的景观园艺治疗机构。自 20 世纪末至今，园林园艺与健康的互作关系已逐渐成为人们关注的公益事业，并作为一门新兴的学科在发达国家得到快速发展，许多国家也相继成立了以园艺与健康为主旨的协会和相关的教育机构。

 3　现状

园林植物与园艺活动对人体健康的促进不仅是当今人们关注的热点，同时也是颇具潜力的研究领域，目前美国已在此学科开设专门课程并授予学士至博士的学位。康健园艺的普及与康复花园的建设作为人类改善生存空间、追求健康的有效途径之一，也越来越受到关注。2014 年，在澳大利亚召开的国际园艺学大会的主题是"园艺让生活更美好"；2016 年 6 月，在希腊召开的第六届国际园艺学会风景园林与都市园艺会议的主题为"风景园林与都市园艺追求的社会、环境和经济的健康"。2017 年 10 月，中国将"健康中国、美丽中国"列为发展目标。2019 年 7 月，中国建筑文化研究会成立了生态人居康养专业委员会。目前，中国风景园林学会也在积极筹建园艺疗法与园林康养专业委员会。可见，国内外园艺园林学者们的研究均在不断向园艺园林与健康的方向聚焦。

小　结

健康的环境应"以人为本""以人为中心"，在提供自然生态环境的同时，极大地满足使用者（包括不同年龄层次、不同文化背景）的生理、心理以及社会性需求。因此，健康景观设计所营造的环境应是：不仅能为人们提供维持生命活力的各种物质，而且还能满足人们在生理、心理和社会等方面的各种需要，诸如新鲜的空气、适宜的气候、合理的光照、宁静的气氛、安全的感觉等。中国古典园林比如扬州个园，苏州留园、网师园等，之所以能长期影响国内外的园林景观设计，正是因为其在漫长的发展过程中，一直与使用者的行为、心理以及社会性需求密切相关，在使用者与环境要素之间形成了良好的互动关系，也正是基于此，其才充满了生机与活力。

相比之下，东方早期虽然没有"康健园艺"这一概念，但是以中华文明为代表的东方文明并不乏与园艺相关的健康养生方式，而且其起源或更早。鉴于美国在近代康健园艺领域的突出贡献，以及中国在园艺养生方面悠久的历史积淀，下面重点对美国康健园艺的发展概况、中国的园艺养生基础进行阐述。

第三节　康健园艺在美国的发展概况

 1　美国康健园艺史上的重大事件

1812 年，宾夕法尼亚大学医学研究所临床实践学教授本杰明·卢西（Dr. Benjamin Rush）（其以对现代精神病学发展的贡献而闻名）在其所著《精神疾病的医学调查和观测》一书中讲到，"在花园中挖土"这种园艺活动，可用于判断男性病患是否从狂躁症中恢复。在当时的美国，公立和私立的精神病院均设有农业和园艺活动。

1813 年在费城创立的友谊精神病院是目前已知的世界上第一个应用园艺康健的医院。

1879 年，友谊精神病院建造了世界上第一座温室，更强化了其悠久的园艺康健传统。

20 世纪 40 年代，美国政府为抚恤伤员而建立了退伍军人医院。花园俱乐部和园艺业的成员们将花卉及以植物为基础的活动引进了退伍军人医院。1942 年，在密尔沃基唐纳学院，作为职能治疗学位的一部分，他们首次开设了康健园艺课程。

20 世纪 50 年代末，精通精神病工作、专业治疗、景观建筑和温室生产的爱丽丝·伯林盖姆（Alice Burlingame）在庞蒂亚克州立医院①，面向职业疗法的实习人员教授康健园艺课程，她同来自国家农业和园林局的志愿者一道制订了园艺康健方案。

1951 年，密歇根州立大学首次举办为期一周的康健园艺研讨会，该研讨会让密歇根州立大学拥有了第一个康健园艺硕士学位授予权，并于 1955 年授予捷纳维夫·约纳斯（Genevieve Jones）康健园艺硕士学位。

1960 年，Alice Burlingame 和密歇根州立大学园艺系的唐纳德·沃森（Donald Watson）合作出版了世界上第一本康健园艺专业书 *Therapy through Horticulture*（《借助园艺的康健》）。

1972 年，门宁格基金会（Menninger Foundation）和堪萨斯州立大学园艺系合作，为大学生提供心理健康领域的教育，这让堪萨斯州立大学成为美国第一个开设康健园艺专业课程的大学。

1973 年，一组康健园艺专业人士成立了园艺治疗与复健国家委员会（NCTRH），并在美国国家植物园和美国农业部国家农业图书馆举行了第一次会议。

1976 年，世界上第一个园艺康健博士学位被马里兰大学授予戴安娜·雷尔夫（Diane Relf）。

1988 年，园艺治疗与复健国家委员会更名为"美国园艺康健协会"（AHTA）。

2 美国康健园艺行业协会及主要组织

在美国，园艺康健领域权威的行业组织主要是美国园艺康健协会（AHTA）和人与植物委员会，其他相关组织主要来自一些州立植物园、大学和研究所以及健康中心等。

2.1 美国园艺康健协会（AHTA）简介

美国园艺康健协会（AHTA）的前身是 1973 年成立于马里兰州

---

① 注：这是一所位于庞蒂亚克市内，录属于密歇根州的州立医院。

的园艺治疗与复健国家委员会。目前它是美国最权威的园艺康健行业协会，为非营利组织，有超过 900 名的成员，其中 25% 的成员是专业注册园艺康健师。

美国园艺康健协会的任务是将园艺作为改善人类健康的方法，向社会弘扬和普及园艺，同时改进作为治疗手段的园艺活动，以增进人类的身心康乐。其目标在于为完成美国园艺康健协会的任务及愿景而开发广泛的社会资源和关系，并在信息和教育方面成为康健园艺和康复花园相关信息的最佳来源；让会员社团成为一个高效组织，对成员、支持者和公众做出积极快速的响应；能够与时俱进地提出、执行并改进行业的专业化标准。

2.2 人与植物委员会（PPC）

在美国，人与植物委员会的宗旨是促进国际国内有关植物作用于人类的研究和交流。该组织较之于美国园艺康健协会更偏重于学术范畴的工作，发起人暨第一任会长是戴安娜·雷尔夫博士，她退休以后，堪萨斯州立大学的坎迪丝·休梅克教授接任会长，坎迪丝堪称美国康健园艺学术研究第一人。该组织也负责国际园艺学会（ISHS）人与植物分会的工作。

2.3 芝加哥植物园康健园艺部

该园艺部位于伊利诺伊州的芝加哥植物园，是一座环境非常优美的植物园，集植物搜集、科研、教育于一体。多年来，其在康健园艺领域一直处于领先地位，它为全世界提供相关咨询、培训服务并进行康健园艺资格从初级到高级的认证。著名的比勒康复花园即是它为游客提供园艺康健服务的经典花园。

2.4 美国园艺康健研究所（HTI）

美国园艺康健研究所位于科罗拉多州的丹佛市，该组织的口号是"人与植物的纽带"。其主要工作是为立志于运用植物改善他人生活的初学者或者从业者提供园艺康健教育和培训。研究所主任兼首席教官丽贝卡·哈勒女士亦是从业多年的资深园艺康健师。

2.5　开展康健园艺教育和服务的主要大学

堪萨斯州立大学是全美乃至世界范围内最早开展康健园艺学位教育的大学，目前该校仍然拥有全美最完善的康健园艺学位教育体系。除此之外，美国尚有多所大学开设康健园艺教育课程和服务项目。如科罗拉多州立大学、德州农工大学、伊利诺伊大学、俄克拉荷马州立大学、莫瑞州立大学等都在相关院系开设了康健园艺课程。

值得一提的是后起之秀田纳西大学的康健园艺项目部。田纳西大学因其拥有让人引以为豪的植物园而使康健园艺项目的展开日新月异，该植物园是全美大学中面积最大的植物园之一，2013 年被挂牌为田纳西州立植物园（图 1-1，图 1-2）。康健园艺项目部负责人戴瑞克·斯托维尔是美国注册园艺康健师（图 1-3），亦是全美注册娱乐疗法专家，2015 年当选为美国园艺康健协会（专家委员会）委员。在他的带领下，田纳西大学康健园艺项目涵盖了少儿科普（图 1-4）、娱乐疗法（图 1-5，图 1-6）、发育障碍人士复健治疗、老年病患照护（图 1-7）诸方面，目前它已成为美国中东部地区较有影响力的康健园艺机构。

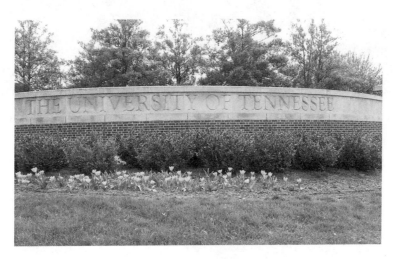

图 1-1　田纳西大学校园入口处

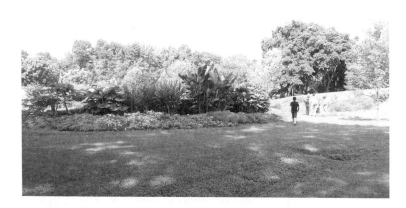

图1-2 田纳西大学植物园

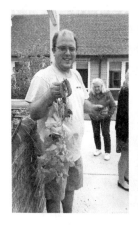

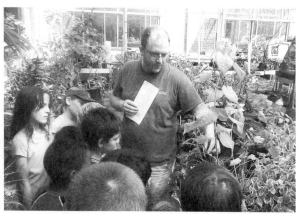

图1-3 戴瑞克·斯托维尔　　图1-4 戴瑞克·斯托维尔在进行少儿科普讲解

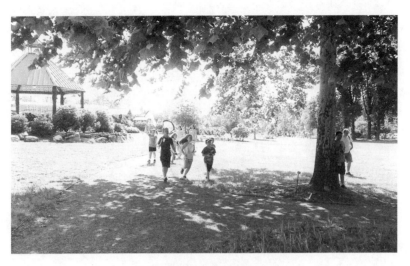

图 1-5　植物园探秘

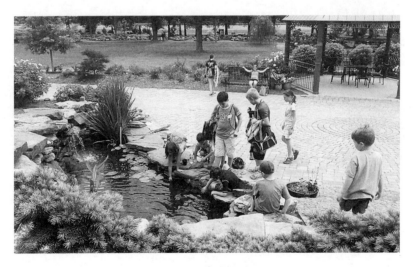

图 1-6　观察水生植物

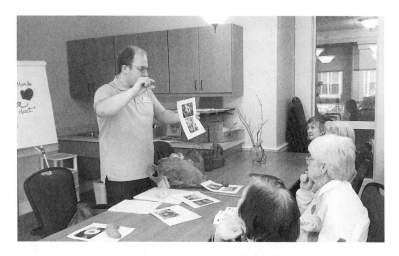

图 1-7　老年群体园艺活动

小　结

除以上所列之外，美国康健园艺尚有诸多可以着墨之处，也还有很多涉足康健园艺的组织和机构，恕不在此一一列举。总之，康健园艺在美国正从专业领域向满足普罗大众的生活所需过渡。美国园艺康健协会学术组长马修·维克若斯金表示，美国的康健园艺研究和服务务必遵循人类社会的需求而发展。同样，现代康健园艺在我国刚刚起步，需要从业者客观、科学地引领其发展。毕竟，这是一门与人类福祉密切相关的、饱含爱心的学问。

第四节　中国的康健园艺基础

较之西方的现代康健园艺体系而言，东方国家则更多地表现出康健园艺的文化性。从园林文化与养生的历史溯源来看，以中国为代表的花木园林养生智慧由来已久，这可以视为中国式康健园艺的起源。就园艺学涵盖的"果""蔬""花""茶""桑""药"六大类植物而言，中国人在 5000 年的文明进程中积累了丰富的应用经验和康养智慧；且以中国的山水园林和日本的禅宗园为代表的东方园林，及其园林花卉文化的应用，亦是东方式"康健园艺"的基础。

本节将重点围绕"花""茶""桑"与健康的关系，展开对中国式康健园艺起源的探讨。

1　中国古代哲学中的健康观

中国古代哲学思想认为，人内在的精神和自然的规律是密切联系的，而人的精神对身心的健康是可以起到主宰作用的。《黄帝内经》曰："心者，君主之官，神明出焉。"它把人的脏腑之间的关系界定为君臣关系，心是君，其他脏腑皆为臣；认为人的身体调节功能以心为主宰，而心则和情志、意识、精神等相关。换言之，就是情绪能调节人的身心健康。所以，中医认为疾病是由于外感"六淫"和内伤"七情"而发生的。前者是外因，后者是内因，外因要通过内因起作用。"六淫"是指自然条件的变化，即风、寒、暑、湿、燥、火的变化；"七情"就是指情绪的变化，即喜、怒、忧、思、悲、恐、惊的变化。这是传统中医的理论。现代医学也有充分的临床资料和试验证据表明，情绪活动可以通过影响人的神经系统、内分泌系统和免疫系统的生理功能而导致疾病的发生，目前已知和情绪有关的疾病有两百多种。一项针对患病人群病因调查的数据报告显示，70% 的疾病其发生与情绪有关。所以，养花造园以修身养性在很大程度上是通过园林环境对人的情绪的抚慰和疏导，来达到保持身心健康的目的。

2　中国传统园林花木蕴含的修身养性之道

自古人类就认识到花卉和园林环境对人的身心的调节作用，中国传统的通过养花赏花修身养性也见证了花园对人类生活的积极作用。现代科学进一步证明，绿色景观能有效促进人的专注力的提升，并有助于调整情绪、改善身体机能；园林在人类文明发展史上贡献卓著，中国传统花文化就是一部博大精深的中国人修身养性的百科全书，不管是植物本身还是植物所构建的环境，都是人类健康照护系统中的重要因素。

追溯历史，基于传统花卉文化表达的中式园林花木配置从以下几个方面彰显了植物环境与人类健康的关系，值得今人借鉴。

2.1 中式园林与身心健康的关系

2.1.1 诗画山水的构图

中式古典园林在构图上很大程度受诗意山水理念的影响，常运用传统的诗词歌赋作为园林造景的依据，并以诗文为景点题名，从楼台亭阁、山石花木到小桥流水、地面铺装都追求诗情画意的优美意境（图1-8），具有"虽由人作，宛自天开"的特色，力求艺术地再现大自然之美，达到"天人合一"的境界。如网师园的竹外一枝轩，轩名出自苏轼的"江头千树春欲暗，竹外一枝斜更好"，狮子林"暗香疏影阁"、拙政园"雪香云蔚亭"等的命名灵感亦源自诗文（图1-9，图1-10）。

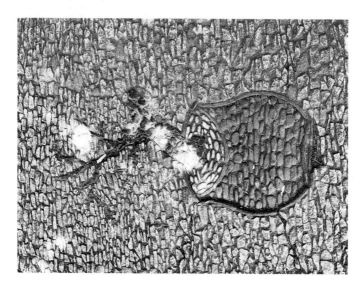

图1-8　精美的地面铺装

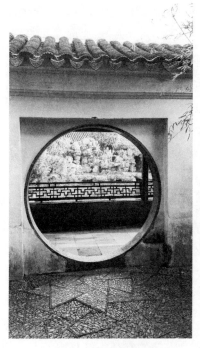

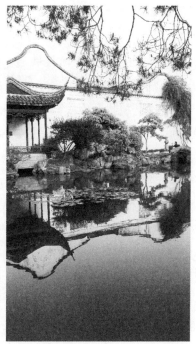

图 1-9 园林如画　　　　图 1-10 网师园

2.1.2 比德叙事的立意

除了优美的意境构图以外，中式古典园林在造园思想上也是颇有讲究的。每一个园子都是园主人精心营造用以修身养性的港湾，其造园的立意主题要么表达园主人的崇高理想，要么叙述园主人的情感际遇，且往往以前者为多。而在园林构建的所有要素中，借助花木的配置来比德叙事是最为妥帖和常见的。

2.1.3 四季更替的表现

中式园林说到底，承载着人居环境的功能，是人与自然最为直接的一个联系载体，园主人在这里休养生息、居家度日。在这里，自然的物候变化可经由植物的表现而让人有所知觉，这也可看作是人、植物、天地之间的一种默契。也正因为此，让人修身养性的园林就提醒人们尊重时令，结合春、夏、秋、冬季节更替与生物体春生、夏长、秋收、冬藏的规律，建立人与植物、人与自然的和谐关系。

2.1.4 生活物资的提供

植物对人类生活的贡献是众所周知的，人们的衣、食、住、行无一能离开植物。中式园林中的植物亦承担着满足园主人生活所需的功能。从拙政园取名依据的诗文"筑室种树，逍遥自得……灌园鬻蔬，以供朝夕之膳"，可见园林植物最初是服务于生活的。中国传统的花文化体系就涉及乃至涵盖了国人在长期与自然交流的过程中，总结出的一套园林植物栽培与应用的方法，包括如何培养植物、如何让植物经加工变成食物等，后来又在物质食物的基础上演变出精神食物——花卉的欣赏、园林的营造。

中国古典园林的不少名园主人，虽然在官场遭受人生挫折、历经心灵创伤，所幸的是，他们在自家的花园里找到了身心的慰藉，获得了自我疗愈。如扬州何园主人何芷舠49岁的时候，因看透官场的黑暗，由湖北汉黄德道台兼江汉关监督的官任上卸任到扬州，购得吴氏片石山房旧址，将之扩为园林，构筑寄啸山庄，建成后称"何园"，园名"寄啸山庄"出自陶渊明《归去来兮辞》中的"倚南窗以寄傲""登东皋以舒啸"。他在这里侍奉老母，年近七旬又重出江湖，征战商场，创下了不朽业绩，可以说是寄啸山庄给了他养精蓄锐的滋养。

2.2 花木精神力量的来源分析

抛开植物对人类衣、食、住、行等生活物资方面的贡献不论，单从植物文化所表达的蕴含于花木中的精神力量来看，其对人的思想感情和身心健康的影响或许来源于以下几方面。

2.2.1 亲自然的归属感

人类的生存离不开植物，植物能带给人安全感和归属感，人可以因为植物的存在而获得生活的保障、心灵的安定和情绪的平静。

2.2.2 穿越历史的神圣感

面对一棵百年老树，人会发自内心地产生崇拜和感慨，由肃然而生敬畏。人类对大自然的敬畏之心很多时候是通过植物来作为表达载体的，比如祭祀、图腾等，而这种对自然的敬畏有如内心的精神支柱，能保持身心的安宁。

2.2.3 生命力的崇高感

植物对自然的适应能力远在人类之上，花木顽强的生命力和旺盛的繁殖能力是人类缺乏而又企求的。所以不管是傲霜斗雪的梅花，还是不畏严寒贫瘠的苍松，都能给人的内心一种勇敢向上的精神力量，带着人类走出困境、渡过难关。

2.2.4 多维度的美感

花木的色、香、姿、韵可谓从外在美和内在美的维度满足了人类感官的审美需求，这种来自大自然的生命之美，是人类身心保持安宁祥和的最佳滋养。花木承载的生命信息和力量也因此注入人体，带领人类走向天人合一的境界。

综上，我们可以看出，园林作为人类改善居住环境与维护健康的人工自然，随着时代的进步在不断升华。人们对居住空间的要求亦从绿化到美化，再到当今的园林环境健康化——康复花园。显然，园林作为创造与改善城市环境的主要手段，已成为促进公共健康的重要组成部分。无论是花木本身还是花木所构建的环境，都是人类健康照护系统中的重要因素，其实，这也才是城市绿地空间于人类而言的初衷所在。因此，城市园林中的自然环境、活动空间必将成为市民改善自身健康状态的重要场所。而关于花木文化的精神力量对身心健康的作用也是值得我们去探索和实践的。关于园林花木与健康的关系，我们将在第二章详细讨论。

2.3 中国十大传统名花的精神疗愈力

号称"世界园林之母"的我国，有着数千年的文明史，花卉栽培则贯穿于我国历史发展的全过程。国人在五千年的养花、赏花传承中，写就了东方文明中灿烂的中国花文化，这不仅丰富了中华文明的宝库，而且在与其他文化门类相互影响、相互补充、相互融合的过程中，不断推动社会的进步，从物质上和精神上提高了人们的生活水平。神州大地丰富的花卉资源，如原产于我国的牡丹、梅花、菊花、山茶等传统名花备受人们喜爱，历代文人雅士对它们赞誉有加，其在中式园林的配置应用也表达了人们丰富的思想感情和文化特征。人们从花木身上得到启迪，将大自然赋予花木的自然品性提炼上升为可以指导人们进行社会活动的意识形态，这种意识形态作用于人的价值观、世界观和方法论，进而影响到整个社会中个体与群体的关系，这就是园艺活动和人文精神的辩证关系，也是花木带给人强大精神动力的源泉。

从人所共知的"岁寒三友""花中四君子"到"花王花相""花中十二师"等说法，表现了我国古人所赋予花的人文社会关系，其中还融入了人自身的价值取向。所以中国十大传统名花身上所承载的人文形象，不仅使我们看到了国人所宣扬的人文主义精神，更使我们看到了中华民族文化的精髓，那就是求真、向善、寻美——这其实也是全人类的精神文明内涵。接下来笔者就给大家简单解读中国十大传统名花的生命故事，找寻我们民族共有的精神力量。

2.3.1 梅花——欲传春消息，不怕雪埋藏

梅花（图 1-11，图 1-12，图 1-13，图 1-14）在我国已有 3200年的栽培历史，因可抵抗零下 15℃的低温，凌寒而开，被誉为花魁，总领群芳。它那傲霜斗雪的精神，象征着中华民族坚强不屈、艰苦奋斗的高尚气质。古往今来，多少文人墨客借梅抒怀。南宋爱国诗人陆游特爱梅花，在《卜算子·咏梅》一词中，陆游借梅花"无意苦争春，一任群芳妒。零落成泥碾作尘，只有香如故"的高洁品格，自喻虽历经挫折，却决不会改变收复中原、反对权奸投降的主张。元末著名画家王冕，以"不要人夸好颜色，只留清气满乾坤"来暗喻自己的人品与节操。清代扬州八怪之一李方膺"最爱新

枝长且直，不知屈曲向春风"，以花状人，意态俨然。毛泽东咏梅词"风雨送春归，飞雪迎春到，已是悬崖百丈冰，犹有花枝俏，俏也不争春，只把春来报，待到山花烂漫时，她在丛中笑"，则从更高的层面表达了政治家胸怀谋略、充满自信与希望的革命豪情。还有陈毅的咏梅诗"隆冬到来时，百花迹已绝。红梅不屈服，树树立风雪"……这些文学作品无不点明了梅花的贞姿劲质、雪魄冰魂。

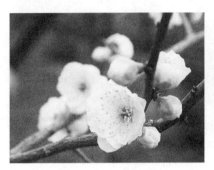

图 1-11　无意苦争春

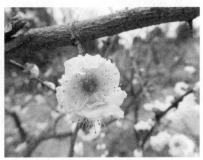

图 1-12　一任群芳妒

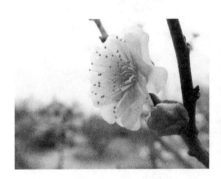

图 1-13　欲传春消息

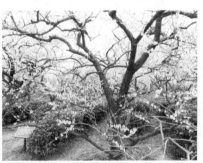

图 1-14　清气满乾坤

总体而言，历代诗人笔铸的梅花精神体现出这样三点人文思想：一是艰苦奋斗、不怕牺牲的"顶风雪"精神；二是取得胜利后功成不居的"不争春"精神；三是坚定不移、永不褪色的"香如故"精神。"魂凝神州五瓣香，气贯千古忠义肠。傲骨何惧西风烈，万花皆拜雪中霜。"（扬州广陵王凯《寒梅》，2009）这就是我们传统的民族精神，我们中华的民族魂、国魂！真乃"阅尽千古华夏事，览遍四季神州花。掩卷回首细思量，国魂花魁当数梅"（郑丽《国梅》，2002）。

2.3.2　牡丹——国色天香压群芳，劲骨刚心高万卉

有"花中之王""国色天香"之尊的牡丹（图1-15），在我国亦有1500余年的栽培历史。牡丹花朵大而丰满，色香兼备，让人一看到它便感到心理上的满足，所以它历来都是繁荣富强的象征。在中国历史上，牡丹兴盛也总在国泰民安时。唐代诗人把牡丹颂为"花中之王""香中第一""国色天香"。刘禹锡

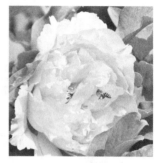

图1-15　国色天香

《赏牡丹》中有"唯有牡丹真国色，花开时节动京城"的诗句，白居易赞美牡丹"千片赤英霞烂烂，百枝绛点灯煌煌"。而牡丹因抗拒武则天被贬洛阳的传说，则把牡丹不独芳姿艳质足压群葩，而劲骨刚心尤高出万卉的形象树立了起来，点出了牡丹"焦骨枯枝护后代，天姿国色香无邪"的高洁品格。

2.3.3　菊花——宁可抱香枝头死，何曾吹落北风中

菊花（图1-16，图1-17，图1-18）是我国花卉史上栽培最早的花，我国是世界菊花之母。菊花在人们心灵深处有着独特的象征意义，自古人们就通过诗歌咏唱菊花而净化心灵。1500多年前的陶渊明，因不甘向贪官污吏行拜见礼，便隐归田园，种菊自娱。在诗中他咏道："芳菊开林耀，青松冠岩列。怀此贞秀姿，卓为霜下杰。"他也因此成为我国第一位给菊花品格做鉴定的人。南宋郑思肖有一首《画

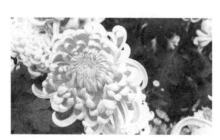

图1-16　贞秀之姿

菊》诗："花开不并百花丛，独立疏篱趣无穷。宁可抱香枝头死，何曾吹落北风中。"表达了他正气凛然、至死不渝的爱国情操。

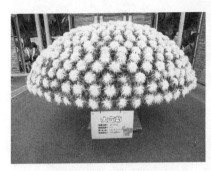

图 1-17　大立菊

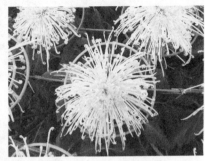

图 1-18　霜下为杰

2.3.4　兰花——不为无人而不芳，不因清寒而委琐

"花中君子""天下第一香"的兰花（图 1-19，图 1-20，图 1-21），总是令人倾慕。从至圣先师到忠义之士、文人墨客都爱兰咏兰。兰为正气所宗，假、丑、腐恶之流，与兰象征的浩然正气不可同日而语。孔子爱兰，也常把自己比作兰。孔子曰："与善人交，如入芝兰之室，久而不闻其香，即与之化矣。"兰与高尚的品德修养相融合，使爱兰有了更深刻的文化内涵。屈原忠心爱国，冒死直谏，因此被放逐。他满腔悲愤，在居所遍植兰花，身上佩兰，嘴里咏兰，写下了《离骚》《九歌》等不朽诗篇。这位伟大的爱国诗人以高洁的兰花自喻，捧出一颗如兰的赤子之心。清代文豪郑板桥咏《破盆兰花》"春风春雨洗妙颜，一辞琼岛到人间。而今究竟无知己，打破乌盆更入山"，通过对兰花的惋惜，寄寓怀才不遇的心境，以兰花的傲骨为喻，表达对上层权贵的鄙弃。陈毅咏兰道："幽兰在山谷，本自无人识。只为馨香重，求者遍山隅。"

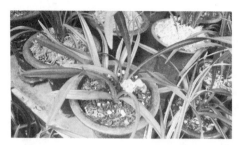

图 1-19　春风春雨洗妙颜

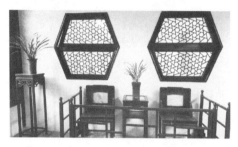

图 1-20　芝兰之室

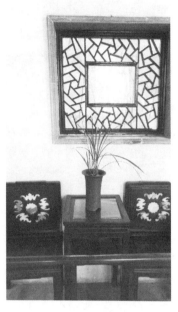

图 1-21　一辞琼岛到人间

古今之人爱兰，喻其为君子，缘由有三：一是兰花纯真质朴，无须浓妆艳抹，更没有俗气媚态；二是兰花圣洁高雅，幽居深谷，不趋炎附势，道是"不以无人而不芳，不因清寒而委琐"；三是兰花坚韧温馨，不同凡响，它在风霜中孕蕾，在春寒中飘香。

2.3.5　月季——别有香超桃李外，更同梅斗雪霜中

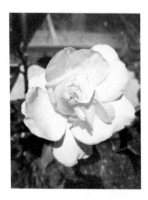

图 1-22　现代月季

月季（图 1-22，图 1-23，图 1-24，图 1-25）素以"花中皇后"著称，我国是世界上最早栽培月季的国家。月季于 18 世纪以后传入欧洲，后与当地蔷薇杂交，才出现了今天异彩纷呈的现代月季，从而跻身世界名花行列。月季花容秀美，芳香浓郁，四时常开，耐人久赏，且栽培和繁殖极其容易。月季的这些品质赢得了无数文人雅士的颂扬。苏东坡有诗

云："花落花开无间断，春来春去不相关；牡丹最贵惟春晚，芍药虽繁只夏初；唯有此花开不厌，一年长占四时春。"西方不少国家的人民普遍认为它象征着美丽、热情和力量，并把它喻为爱情、和平和献身精神的化身。宗教界赋予月季的美好愿望是：幸福和仁慈。

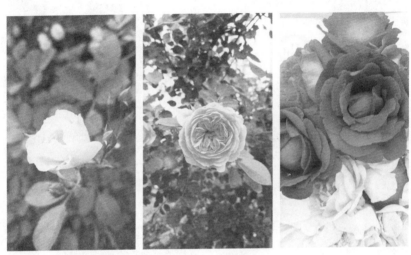

图 1-23　一年长占四时春　图 1-24　春来春去不相关　图 1-25　花开花落无间断

2.3.6　杜鹃——花中此物似西施，一片深情寄杜鹃

"闲折两枝持在手，细看不似人间有。花中此物似西施，芙蓉芍药皆嬷母。"是何等佳卉，竟把芙蓉芍药都比将下去？这便是"花中西施"杜鹃（图 1-26，图 1-27），它冒着春寒开放，给人们以希望和力量。革命烈士师开甲慷慨就义之前，在狱中留下了两行诗："记取章江门外血，他年化作杜鹃红。"他把一腔仇恨与胜利的希望寄情于杜鹃花。"杜鹃啼血"的故事则寄托着流浪人的怀乡之情，同时也表达了那些为家乡亲人谋求幸福而远征在外的游子的拳拳之心。

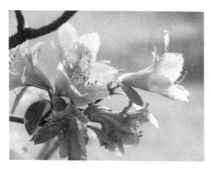

图 1-26 映山红

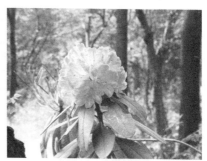

图 1-27 花中西施

2.3.7 山茶——凌寒强比松筠秀，吐艳空惊岁月非

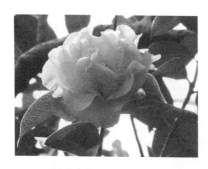

图 1-28 胜利之花

山茶科是一个大家族（图 1-28，图 1-29，图 1-30），单是山茶属植物就有 220 余种。早在 1200 多年前，山茶就是珍贵花木了，它那热情如焰的花朵和苍劲凛然的树型，让赏花人为之振奋，充满激情。山茶更因为花期甚长，而被人们喻为"胜利之花"。陆游诗云："东园三月雨兼风，桃李飘零扫地空。唯有山茶偏耐久，绿丛又放数枝红。"黄庭坚说山茶是"禀金天之正气，非木果之匹亚"。苏辙说山茶是"凌寒强比松筠秀，吐艳空惊岁月非"。

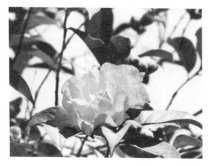

图 1-29 凌寒强比松筠秀

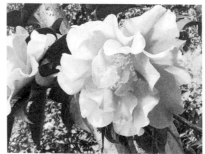

图 1-30 吐艳空惊岁月非

山茶被人们喻为正派、勇敢和善于斗争的胜利者。

2.3.8 荷花——出淤泥而不染，濯清涟而不妖

在我国的百花园中，荷花（图 1-31，图 1-32，图 1-33）以其"出淤泥而不染，濯清涟而不妖"的高贵气质，征服了众多人的心灵。它傲然不屈、神圣贞洁的形象自古就被喻为我国人民高尚品德的写照，倡导着社会廉洁之风。同时，由于"荷"与"和""合"谐音，

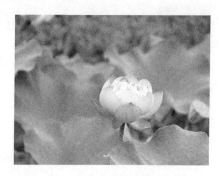

图 1-31 出淤泥而不染

"莲"与"联""连"谐音，所以在中华传统文化中，荷花即莲花经常被视为和平、和谐、合作、合力、团结、联合等的象征；以荷花的高洁象征和平事业、和谐世界的高洁。因此，从某种意义上说，赏荷也是对中华"和"文化的一种弘扬。荷花品种丰富多彩，"荷（和）而不同"，共同组成了高洁的荷花世界，是"荷（和）为贵"。真心希望，荷花文化能在弘扬和平文化、和谐文化的进程中，被更多的人所了解和熟知。弘扬中华"和"文化，对于我们促进祖国统一、维护世界和平、构建和谐社会的事业有着特殊重要的意义。

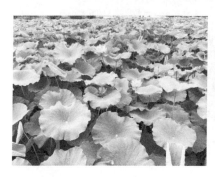

图 1-32 接天莲叶无穷碧

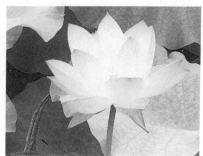

图 1-33 濯清涟而不妖

2.3.9 桂花——何须浅碧轻红色，自是花中第一流

桂花（图 1-34）亦称木樨，常绿灌木或乔木，其叶碧油、坚韧有力，一年四季昂然挺立，任凭风吹雨打，不管雪压霜凌，它从来没有一点疲态、一丝倦容，它的每个节间都孕育着人们企求的无数芬芳蓓蕾，

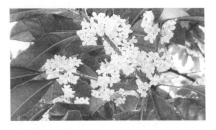

图 1-34　独占三秋压众芳

绽放着"独占三秋压众芳"的花朵，为欢度国庆、中秋的人们带来馨甜的气息，增添无穷的活力与希望。而成语"蟾宫折桂"则点出了桂花催人奋进、成功光荣的人文形象。

2.3.10 水仙——清香自信高群品，故与江梅相并时

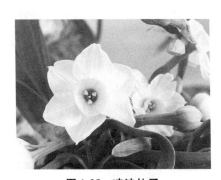

图 1-35　凌波仙子

清闲淡雅的凌波仙子——水仙（图 1-35），总在冬末岁首群芳俱寂之时凌波吐芳，它那亭亭玉立的风姿和冰肌玉骨的气质，带给人宁静祥和、超凡脱俗的感受。我国关于水仙花的民间传说很多，古人把水仙比作"超万劫以自蜕"的女神。在水仙花上，人们或寓予坚贞的爱情，或寄予美好的祝愿。海外华人常在春节期间互赠水仙以示怀念祖国。宋代诗人姜特立吟咏水仙："六出玉盘金屈卮，青瑶丛里出花枝；清香自信高群品，故与江梅相并时。"明代诗人李东阳赞美水仙"澹墨轻和玉露香，水中仙子素衣裳"。以上众多吟咏水仙的诗句表明，水仙总以它那朴素清雅、坚韧坦荡的魅力吸引着人们。

都说养花修身养性，人活着是要有些精神的，可是这种精神是哪里来的呢？来自劳动创造，来自实践。中华神州处处锦绣、花木

丛丛，中国花文化是博大精深的，笔者在此仅列举了十大名花，乃是管中窥豹。前人在养花、赏花的实践中，从花木身上得到启迪，将大自然赋予花木的自然品性提炼上升为可以指导人进行社会活动的意识形态，从中不难看出花卉园艺业对人类文明的促进；反过来，人类文明的进步又更大程度地推进了花卉园艺业的发展。如若人类自身素质低下，无文明可言，那么可想而知，整个社会亦得不到长足发展——社会停滞、食不果腹，如古人云："此唯救死而恐不赡，奚暇治礼义哉？"在这样的情况下，花卉园艺的发展理念自然也就不会被人们所接受。可见，花卉园艺的发展与社会文明的进步乃是一对互动互补的辩证关系。

自从人类在劳动中学会了创造，发展了理智，人类文化中就出现了两个方面：一方面，本能或接近于本能的低层次需要，如衣、食、住、行，得到基本的保证，成为使人类得以产生高层次需要的基础；另一方面，较高级的需要，比如探索、思考、超越和创造的动力，又促进人类进一步提升获取生产资料和生活资料的能力。因此，在整个人类文明中，以本能为基础的低层次文化和以理智为引导的高层次文化是相互补充、相互推动的。科学本身就是一种文化过程，园艺科学也不例外。在人类的生产需求中，相对于粮食作物生产这一最基础层次的需求而言，园艺作物生产可谓第二层次的需求，而对园艺作物中花卉生产的需求则又次于对果蔬生产的需求。可以说，花卉在人类文明结构中处于物质与精神的交界面，花卉本身既可看成是物质文明的载体，又可视为精神文明的载体，园艺科学的进步则是这一载体得以存在的最可靠保障。人类也正是在种种探索自然的过程中，得到了自我的升华。

 3　茶文化与健康养生

3.1　人类对茶的最早认知

人类发现和利用茶的历史有四五千年。中国是茶的故乡，是世界上最早发现和利用茶树的国家。《神农本草经》记载，"神农尝百草，日遇七十二毒，得茶而解之"。"茶"就是"荼"的古字（英文"tea"读音来自"荼"），茶最早被人类认知的就是茶类植物油的止渴、清神、消食、除瘴、利便等药用功能。对国人来说，喝茶养生是流传了几千年的传统，由此而形成的茶文化也是中国传统文化的重要组成部分。相传唐大中三年（849）有一位130岁的和尚，宣宗皇帝问他服什么药才能如此长寿，和尚答道："我向来不知药性，平生只爱喝茶，每云游到一个地方，先讨茶喝，喝一百碗也不嫌多。"明高濂在养生经典《遵生八笺》中写道：人饮真茶，能止渴消食，除痰少睡，利水道，明目益思，除烦去腻，人固不可一日无茶。茶圣陆羽在《茶经》里系统总结了唐代以及唐以前茶叶生产、饮用的经验，提出了"精行俭德"的茶道精神，将茶文化从物质层面提升到了精神层面。

3.2　茶的分类与功效

中国茶叶形态万千，根据制作方法和茶多酚氧化（发酵）程度的不同，可分为六大类：绿茶（发酵度：0）、白茶（发酵度：5%～10%）、黄茶（发酵度：10%～20%）、青茶（乌龙茶）（发酵度：15%～70%）、红茶（发酵度：70%～90%）、黑茶（发酵度：随时间会变化）。外观由绿向黄绿、黄、青褐、黑色渐变，茶汤也由绿向黄绿、黄、青褐、红褐色渐变。

经现代科学研究总结，茶的保健功效大致有以下几方面：预防癌症、防辐射、改善记忆力、延缓衰老、减肥瘦身、杀菌消炎、降低胆固醇和血压、抗压力和抗焦虑等。唐代诗人卢仝的《七碗茶诗》（节选）可谓形象生动地总结了茶的养生功效（图1-36）：

一碗喉吻润。二碗破孤闷。

三碗搜枯肠，唯有文字五千卷。

四碗发轻汗，平生不平事，尽向毛孔散。

五碗肌骨轻。六碗通仙灵。

七碗吃不得也，唯觉两腋习习清风生。

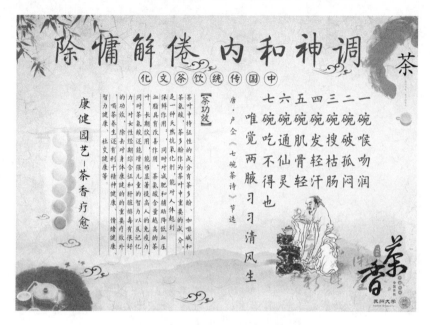

图 1-36　调神和内　倦解慵除

4　桑文化与健康养生

园艺学六大类植物中的桑是药食同源树种，其因生命力旺盛、用途广泛而在人类文明的进程中贡献卓著（图1-37）。

4.1　桑的历史文化

桑业至今已有5000年的发展历史。中国是世界上最早植桑、养蚕、缫丝织绸的国家，也是蚕桑文明的发源地。桑蚕农耕，是中国式男耕女织田园生活里最美的日常，丝绸更是中国对外交流的最早使者。"丝绸之路"是中华文明与世界交融的纽带，不仅促进了东西方文化交流，更是中华灿烂文明的象征。自先民们在远古时代发现桑蚕伊始，从野蚕到家蚕的驯养，再到原始纺织机的出现，桑蚕丝织慢慢融入普罗大众的生活。虽然民间不乏关于丝绸起源的古老

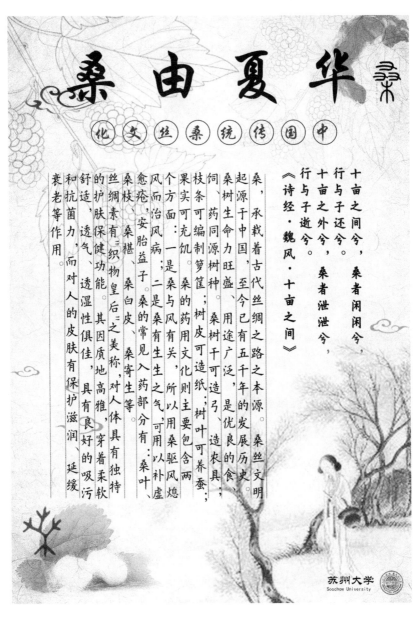

桑由夏华

中国传统桑丝文化

《诗经·魏风·十亩之间》

十亩之间兮，桑者闲闲兮，
行与子还兮。
十亩之外兮，桑者泄泄兮，
行与子逝兮。

桑，承载着古代丝绸之路之本源。桑丝文明起源于中国，至今已有五千年的发展历史，桑树生命力旺盛，用途广泛，是优良的食饲、药同源树种。桑树干可造弓、造农具；枝条可编制箩筐；树皮可造纸；树叶可养蚕；果实可充饥。桑的药用文化则主要包含两个方面：一是桑与风有关，所以用桑驱风熄风而治风病；二是桑有生生之气，可用以补虚愈疮，安胎益子。桑的常见入药部分有：桑叶、桑枝、桑椹、桑白皮、桑寄生等。

丝绸素有织物皇后之美称，对人体具有独特的护肤保健功能。其因质地高雅，穿着柔软舒适，透气、透湿性俱佳，具有良好的吸污和抗菌力，而对人的皮肤有保护滋润，延缓衰老等作用。

图1-37 华夏由桑

传说，但正史记载中的养蚕始祖是嫘祖。相传黄帝元妃嫘祖在制作衣服饰物的过程中，偶然发现林间有虫会吐白丝线，此线用作制衣之料有亲肤怡体之功效，由此便创造了养蚕缫丝之法。在古代，女性的一生总跟桑蚕丝织紧密联系，丝织绸缎堪称女性最美情思的寄托物。绫、罗、绸、缎、锦、绡、绢、纱编织起的"丝绸人生"历来与雍容华贵的生活品质联系在一起。几千年来，桑蚕文化无疑已经深深融入中国人的骨髓，并影响了国人养心健身的行为模式。

4.2　桑丝的健康效益

桑树全身是宝，它富含维生素，以及钙、铁、锌、锰、钾等微量元素，同时还含有芳香苷、腺嘌呤、植物甾醇及黄酮等天然活性保健物质，是制作食品、药品和饲料的好原料。桑叶、桑枝、桑白皮等均有不同的保健功效。本书重点介绍桑叶。

4.2.1　桑叶的活性成分和功效

中医认为桑叶性寒、味苦甘，有清肝养肝、疏风散热、清肺明目的功效，常用于治疗风热感冒、发热头痛、汗出恶风、咳嗽胸痛或肺燥干咳无痰、咽干口渴、目赤肿痛等症。现代药理研究表明，桑叶含有多种维生素及矿物质、氨基酸、碳水化合物和植物纤维，含有芸香苷、槲皮素、异槲皮苷、多种生物碱、β-谷甾醇、γ-谷氨酸及桑叶多糖等成分；有抗凝、降压、降脂、降血糖、解痉、止咳、去热、消肿、清血、补肝、祛斑等功效，以及类似于人参的补益和抗衰老作用。

4.2.2　桑叶入食

桑叶可做菜，也可做饭。桑叶中的食用纤维含量达 14.5%，超过蔬菜和水果，在食品工业中有广泛的开发利用价值，可开发为食品、饮料、调味料等，目前已开发有桑茶、桑叶面、桑豆腐、桑叶饼干、桑叶豆粉（奶粉）、桑叶酒、桑叶火腿肠、桑叶醋、桑叶酱等。用桑叶做饭做粥，一般是嫩叶蒸后晾干，贮存待用，和干榆子的吃法相似。有的地方用桑叶烙饼，具体做法是把干桑叶揉碎掺在玉米面里烙饼。桑茶在日本被誉为"长寿茶"，日本古书《吃茶养生记》记载桑叶有改善"饮水病"即糖尿病的作用。桑茶的生产工艺与普通茶类似，需经过采桑、洗晾、切叶、杀青、揉搓、解块、烘干、制香等工序。桑茶营养丰富，含有人体生长发育所必需的蛋白质、碳水化合物、脂肪、维生素等，且易于吸收。桑叶与中药可组配成桑菊香豉茶、桑叶枇杷茶、霜桑叶茶、蜜桑叶茶等 10 多种茶品。常见的桑叶食疗方见本章附录 1。

4.2.3　桑叶入药

中医素有"无桑不开药"之说。在历史上驱除人畜瘟疫之药中，桑叶是主要配伍者。桑叶常与杏仁、麦冬、石膏等配伍治疗燥热伤肺、咳嗽咽干之症。治疗感冒咳嗽时，则用桑叶与菊花、连翘、薄荷、杏仁配伍使用。在治疗高血压时，桑叶可与菊花、钩藤等配伍。而治疗肝肾不足、目视昏花或肢体麻木时，可用桑叶与黑芝麻等制作成蜜丸，此即为成方桑麻丸，常服该药能强筋骨、乌须发、悦颜色，对老年高血压患者头晕耳鸣、肢体麻木有很好的疗效。近年来的研究还证明，桑叶富含黄酮化合物、酚类、氨基酸、有机酸、胡萝卜素、维生素及多种人体必需的微量元素，对改善和调节皮肤组织的新陈代谢，特别是抑制色素沉着的发生和发展均有积极作用，所以桑叶在养肤美容方面，特别是对脸部的痤疮、褐色斑有比较好的疗效。

4.2.4　丝的健康功效

丝绸素有"织物皇后"的美称，对人体具有独特的护肤保健功能。蚕丝是一种天然高级蛋白质纤维，含有 18 种与人体皮肤相类似的氨基酸成分，其附着在皮肤上，通过接触摩擦，对人体的皮肤有保护、滋润、延缓衰老的作用。蚕丝绸品质高雅，穿着柔软舒适，其透气、透湿性俱佳，具有良好的吸污和抗菌力。蚕丝还有防日光辐射的能力，利用真丝对紫外线的吸收性能，可防御过量的紫外线对人体皮肤的伤害。

5 我国现代康健园艺研究概览

现代康健园艺研究在我国虽然起步较晚，但自 2000 年以后，康健园艺在我国各领域的研究均取得了显著的成果。相关文献数量自 2000 年后逐年有所增加，研究层次逐渐深入，研究领域也逐渐扩大。

2000 年至 2010 年为我国康健园艺研究的普及期，文章以综述类为主，较具代表性的有：李树华首次对康健园艺的概念、功效、历史及保健型园林景观的构成特点等进行了系统的归纳和总结，概括归纳了康健园艺对于人们的心理、身体等方面的助益，简要回顾了康健园艺在英、美两国的发展历程（李树华，2000）。"中国文化大学"景观系的曹幸之、郭毓仁和台湾地区首位园艺治疗师黄盛磷等是我国台湾地区康健园艺的领军人物，黄盛磷提出了以"农""医""食"为特色的康健园艺治疗体系；郭毓仁对康健园艺的概念、起源及应用对象做了系统阐述，回顾了康健园艺在台湾地区的发展史，并结合案例介绍了如何利用植物的气味和颜色为各类病人进行康健园艺治疗。

自 2010 年至今是我国大陆康健园艺研究的发展期。这一时期，康健园艺研究的内容、范畴更加深入和广泛，由满足特殊人群的专项需求转向更为普遍的运用等；研究方法也转向结合更具科学性的实地调研、实验测定的综合研究。从主要研究成果来分析，近年来我国康健园艺的研究多集中在证实其作用机制与健康效益方面，具体包括：（1）感官刺激作用机制研究。产生了以各环境要素为媒介作用于人的视觉、嗅觉、听觉、味觉和触觉这五感而促进身心健康的环境治疗。（2）园艺活动操作作用机制研究。我国学者针对其对于不同类型人群的影响，以试验测定为主要途径，为园艺操作活动在康健园艺中的健康效益提供理论基础。（3）康健园艺在景观建设中的应用研究。主要包括在城市园林景观及特殊人群专类园的建造中运用康健园艺的研究等。

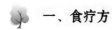 小 结

从以上我国康健园艺的研究历史可见，我国康健园艺学科已步入快车道。随着我国人民生活水平的提高，康健园艺在我国学术界越来越受到重视，特别是 2015 年 10 月 24—25 日在北京召开的中国首届园艺康健高峰论坛，以及 2018 年 9 月 14—16 日在清华大学召开的亚洲园艺康健国际会议更是掀起了新一轮康健园艺的研究高潮，显示了我国康健园艺事业蒸蒸日上的态势。

知识拓展　桑叶的食疗方及生发养颜方

一、食疗方

1. 桑叶猪骨汤

鲜桑叶 300 克、猪骨（猪月展也行）500 克、蜜枣 3 颗。桑叶洗净沥干水分，猪骨洗净备用；瓦煲注入清水，放猪骨与蜜枣用大火同煲至滚，然后放入桑叶煲 1 小时左右，见汤浓后调味即可。汤鲜甜、滋润。亦可加入适量的桂圆肉及枸杞子，但须在汤好前的 15 分钟前放入。加入圆肉可补气安神，加入枸杞子可明目。

2. 桑叶猪肝汤

鲜桑叶 200 克，猪肝 300 克。桑叶洗净，猪肝切片，用清水煲汤，煮约 60 分钟，用食盐调味即可。汤清鲜。可加入枸杞子 10 克，以增加食疗效果。若无鲜桑叶，可用干桑叶，用 50 克就够了。

3. 桑叶粥

鲜桑叶 100 克，新鲜荷叶 1 张，粳米 100 克，砂糖适量。先将鲜桑叶、新鲜荷叶洗净煎汤，取汁去渣，加入粳米（洗净）同煮成

粥，兑入砂糖调匀即可。粥清淡滋润。新鲜桑叶较具活性，中药店的干桑叶也行。用鲜桑叶较好，若用干桑叶就没那么鲜甜。若用干桑叶，仅需 10 克就行了。粥中也可加入瘦猪肉。此粥可作点心食用。

4. 桑叶茶

桑叶枸杞茶：鲜枸杞苗 30 克、鲜车前草 30 克、鲜桑叶 60 克，加水适量煎汤服。有利尿、清热作用。

桑叶菊花茶：取干桑叶、干菊花各 20 克煮水，当茶顿服，对温邪、热邪所引起的发热有凉解作用。

桑菊黄豆茶：取冬桑叶 20 克，菊花 15 克，黄豆 60 克，白糖 30 克。将黄豆浸泡透，同桑叶、菊花一起加水适量，煎后去渣，放入白糖，待白糖溶化后即可饮用。每晚饮用 1 次。此方具有清肝明目、消炎散风热的作用，对急性眼结膜炎及眼部红肿赤痛有良好的疗效。

桑叶白菊黄豆茶：杭白菊、桑叶各 12 克，黄豆 30 克，夏枯草 15 克，共煎水，加白糖 15 克调味饮服，可治疗急性眼结膜炎。

桑叶菊花山楂茶：菊花、银花各 30 克，桑叶 12 克，山楂 15 克，用沸水冲泡 4 次，每次 10~15 分钟，代茶饮。适用于高血压、高胆固醇、动脉硬化等症。

桑叶参须红枣茶：新鲜桑叶 200 克、参须 20 克、红枣 50 克，用 3 碗水熬成 1 碗服用。此方对慢性肺炎有作用。

桑叶葛花茶：桑叶 20 克、菊花 20 克、葛花 20 克，开水冲泡当茶服，每日 1 剂，适用于自觉内热而触皮肤体温正常的消渴症。

二、美肤养颜方

治疗痤疮，每日取鲜桑叶 50 克，煎水分 3 次服，一般 15 天可见效。若取鲜桑叶适量，捣烂后敷于痤疮处，每日 30 分钟，也有满意的效果。

桑叶洗浴对美容也大有裨益。

方法 1：取经霜的干桑叶 50~100 克，放入锅中，加水煮 10~15 分钟后，倒入浴盆内晾凉后用之洗浴，护肤而不脱脂，是很好的健美浴方，皮肤粗糙的人用之可使皮肤变得细嫩。

方法 2：取冬桑叶适量，水煎 15 分钟后去渣取汁，再加热浓缩，藏入冰箱内备用。每天清晨洗脸时，于洗脸水中加入 30 毫升冬桑叶煎液，可治疗面部雀斑、鼾黑斑，使肌肤美白增色、光洁如玉。

三、生发护发方

取经霜的桑叶或鲜桑叶 500 克，去梗研末；另取黑芝麻 250 克，炒熟研末；二者加白糖调匀或制成大蜜丸，每日早晚各服 20 克，白开水送服。长期坚持可使白发转黑，面容红润，并能预防少白头。

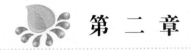

第 二 章

康健园艺的理论基础

植物及其环境与人身心健康关系的研究，重在以实验为途径证实其作用机制与健康效益。按康健园艺的实施类型，其作用机制主要可分为以活动刺激的园艺操作康健和以感官刺激的园林环境康健两类。

第一节 园艺植物与园林环境的健康效益

康健园艺的诞生是基于城市的发展以及针对长期远离自然界的城市人群。作为实施康健园艺的必要元素，园艺植物与园林环境是我们必须了解的内容。首先我们必须了解：什么是园艺？哪些植物是园艺植物？

 1 园艺与园艺植物

1.1 园艺

园艺原指在围篱保护的园圃内进行的植物栽培。"园艺"一词包括"园"和"艺"二字，即栽植蔬果花木之技艺，谓之"园艺"。园艺对于丰富人类的营养和美化、改造人类生存的环境有重要意义。同时，人类为改善居住空间而进行的园林环境营建也离不开园艺活动。因此，园林和园艺往往是相伴相生的。

1.2 园艺植物

园艺学包括六大分支，即蔬菜学、果树学、观赏园艺学（含园林与花卉）、茶学、蚕桑学、中草药学，这些学科涉及人类生活的衣、食、住、行等领域。因此，这些学科所研究的植物通称为"园艺植物"，其有蔬、果、花、茶、桑、药六大类，其中"花"是一个广义的概念，是所有观赏植物的统称。

1.3 园艺园林是文明的标志

心理学先驱马斯洛（1908—1970）的需求层次理论（图2-1）表明，人类必须在满足基本生理需求以后，才有可能产生更丰富的物质乃至精神需求。而在更早的时期，我国著名思想家孟子（公元前372—前289）在《孟子·齐桓晋文之事》一文中曰："是故明君制民之产，必使仰足以事父母，俯足以畜妻子；乐岁终身饱，凶年免于死亡；然后驱而之善，故民之从之也轻。今也制民之产，仰不足以事父母，俯不足以畜妻子；乐岁终身苦，凶年不免于死亡。此惟救死而恐不赡，奚暇治礼仪哉！"孟子在该文中阐明了人性需求的真谛，指出人的文明之举必须在满足基本生活需求的基础上才有可能实现。从社会发展和人类需求而言，人类从远古的狩猎时代进化到农耕文明时代，是一个了不起的进步，园林园艺的发展就是社会文明的标志，而观赏园艺的产生、发展则昭示着社会向更高需求层次的进步以及人类对美好生活的追求。从这一点来说，观赏植物（即人们俗称的花卉）是物质文明与精神文明的双重载体。相比其

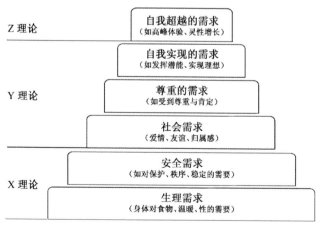

图2-1 马斯洛需求层次理论

他园艺植物，花卉是用于园林造景的主要植物，同时也是康健园艺使用的重要素材。

 2　园林环境

2.1　园林的产生与发展特点

园林既是环境的科学，也是生命的艺术，更是生活的哲学，其宗旨是解决人与环境之间的关系问题。园林环境是人类长期在与自然交流的发展历程中，伴随着依附自然到优化自然的文明而产生的"人工自然"。人类的聚居由群落到村镇再到城市，在空间上逐步远离了自然，然而人的意识是永远离不开自然的，尤其是景色优美的自然更是被人们所尊崇。古今中外的人们都发现身处景色优美的环境中，自己的身心亦处于良好的状态，这似乎可以被认为是现代康复花园理论发展最直接的依据。因此，早期的园林是富庶阶层为满足自身人居环境更优渥的物质和精神享受而建。在19世纪以城市公园运动为代表的公众平等民主化进程中，园林的服务对象从少数人转变为大众，城市中出现了市政公共园林，居民的住宅区则出现了居住区公共园林。

笔者曾以昆明市为例，就20世纪80年代至今的居住环境做了一个有趣的调研，发现随着时代的发展，居住区景观发生了巨大的变化。20世纪80年代为起步阶段。这一时期的住宅区园林在植物配置、活动空间、小品设置以及水景方面均处于较低的水平。由此可见，当时的人们在建小区时并没有意识到居住区景观营造的重要性（图2-2）。90年代为初级发展阶段。这一时期，在居住区的建设上，人们开始将园林绿化原则引入其中。在植物配置上开始按照一定的配置模式来搭配，植物种类也开始

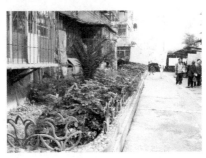

图 2-2　20 世纪 80 年代的居住区绿化

增多。活动空间以及小品的增加表明，此时的居住区建造者已经开始考虑到人们日常生活休息和锻炼的需要（图2-3）。从2000年开始至2010年为中级以及中级向高级跨越发展阶段。这一时期，各景观组成的完善更进一步满足着居民的需求（图2-4）。2010年后为高级发展阶段。这一时期所建的小区在景观组成上能更好地服务于人们的身心健康（图2-5），植物的丰富度也有了极大提升（图2-6），更能满足居民对美好环境的需求。总体上看，现阶段的居住区景观发展已经在很大程度上满足了人们对居住环境的需求，但同时也对广大园林工作者提出了新的问题，即未来的居住区园林景观将如何发展？是继续停留在多样性美化的层面，还是升华到促进居民身心健康的境界？随着社会医学模式从传统的生物医学模式向社会—环境—生物医学模式的发展，答案是很明显的：居住区园林景观在未来将担负起促进居民身心健康的重任。

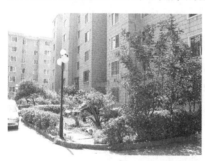

图2-3　20世纪90年代的居住区绿化

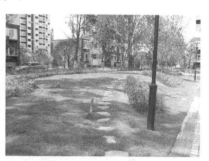

图2-4　21世纪前10年的居住区绿化

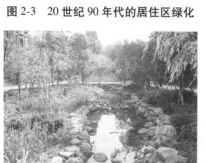

图2-5　21世纪10年代的居住区绿化

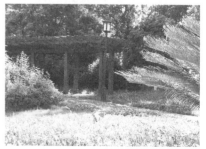

图2-6　立体丰富的植物配置

综上，随着时代的进步、经济的发展，人们对居住空间的要求已从绿化进步到美化，再升华到当今的园林环境健康化，城市园林环境亦在不断求新。

2.2 园林环境的类型

从宏观到微观，围绕着城市人居空间的园林环境可分为公园、公共设施园林、居住区园林、家庭园林等类型。关于城市公园等宏观园林环境详细的划分还可参照建设部《城市绿地分类标准》（CJJ/T85—2017），在此就不再赘述。

2.3 "园林""花园"与"景观"小议

鉴于我们在给"康复花园"下定义时候的一些思忖，对于"园林""花园"与"景观"三个概念的内涵和外延，以及此三者之间的关系，笔者在此做一小小探讨。

很多年以前，《中国园林》就针对"landscape architecture"究竟翻译为"景观"还是"园林"做过大规模的探讨和辩论，在这里亦不再赘述。目前业界对"园林"和"景观"概念的应用也还是表现出多元化的特征。相比"园林"和"景观"，对"花园"和"园林"关系的认知和界定相对统一，人们一致公认"花园"是一个比"园林"更小的空间，可以是小院子或庭前绿化空地，而"园林"则是比"花园"规模更大的绿地，多半含有亭、台、楼、阁等园林建筑。毫无疑问，"花园"和"园林"都包含一个重要组成部分，那就是植物。"景观"则是泛指一个地区的景象，不同地貌、时间、人文会构成不同的景观，如自然景观、城市景观、乡村景观，日景、夜景等。可见，在景观的构成要素中，植物并不是必需的。

"园林"与"花园"只是在空间尺度与内含物丰富度方面表现出差异性，其他无太多争议。在此，笔者只针对目前业界对"康复花园"和"康复景观"难以统一的现象，谈一点对"花园"和"景观"的理解。笔者以为，二者的关系是辩证的统一，"景观"比"花园"涵盖广泛，而"花园"则较"景观"更为具体，"花园"

里可以有"景观"，在"景观"的类型中又包含有"花园"的形式。可见，"景观"是意识层面的认知，是人通过大脑意识对外界刺激反应后形成的文化印象，而"花园"是特定的文化印象在物质层面的表达。举个例子说，人和动物可以同时进入花园，但是人可以欣赏花园中的景观，而动物则不能像人一样欣赏到花园中的景观。而且，不同文化背景的人，其对景观的审美和身心感受也是不一样的。

笔者认为，对于营造健康的人居环境而言，物理的构成考虑界定为"康复花园"更为合适，因为"康复花园"在行使其康复功能的前提下，决定了人群在该区域的活动范围不宜太大；在物理构成的环境中可以欣赏意识层面的"康复景观"。何时称"花园"、何时称"景观"本应有个规范，但是目前学术界尚无定论，这也是本书抛砖引玉，希望通过探讨进而弄明白的问题之一。

3 健康的内涵与外延

3.1 健康的定义

《现代汉语词典》中"健康"的概念包括两重含义：① 指（人体）生理机能正常，没有缺陷和疾病。② 指（事物）情况正常，没有缺陷。

20 世纪前半叶，由于受当时世界经济和科技发展水平的限制，人们对生命和生活质量的追求还处于较低水平，特别是生命科学还处在初期发展的阶段，人们对"健康"的理解仅仅局限在"不生病"的层次，也就是只局限在人的生理方面。20 世纪中叶以后，人们在长期与各种疾病的抗争中逐步意识到，因为人是有情感、有思维的高级动物，所以人的健康状况也受到各种心理因素的影响，人的社会属性决定了人类要为共同的生活目标相互协作、互相依存，于是人们对"健康"的认识有了很大的进步。在这样的时代背景下，1946 年 4 月 7 日世界卫生组织（WHO）成立时在其宪章中所提到的"健康"概念是："健康乃是一种生理、心理和社会都臻于完满的状态，而不仅仅是没有疾病和不虚弱的状态。"

3.2 健康的外延

概括地说，健康就是人体在生理、心理、社会适应这三个方面的完善。根据这一定义，"健康"的概念已不局限于生理的范畴，而是把人的身心及人的身心对社会的适应能力有机统一起来，从而构成"健康"的整体观念。至此，人们对"健康"的认识已经有了质的跨越，其跨越的核心是把人的健康即人的身心健康与社会空间融合成整体，而这也正对应了中国古人"天人合一"的健康理念。

基于此，笔者认为"健康"应包括个人健康、社会健康和生态健康三个维度。

个人健康包括生理健康（生命的活力）和心理健康（情绪的稳定、积极乐观的精神）两个层次；社会健康是指个体的人与群体的人之间的关系处于良好的状态，亦即构建和谐的社会；生态健康则是指人类社会与自然环境之间的关系处于良好状态，亦即可持续发展的生态环境。

3.3 情绪与健康

我们知道情绪的稳定是人体健康的构成要素之一。我国的中医理论就提到，健康的堡垒最容易从内部攻破，我们既要注意外在的风、寒、暑、湿、燥、火，更要警惕内在的喜、怒、忧、思、悲、恐、惊。人体的每个器官都有其特定的功能，且与我们的意识和心理存在着严格的特定联系。心理失调会影响到器官的正常功能，从而导致某些疾病的发生。例如，焦虑、怨恨、委屈、愤怒、自责等负面情绪会催生一些病理症状的发生。来自现代医学方面的证据表明，70%以上的人会遭受情绪对身体器官的"攻击"。比如癌症与长时间的怨恨有关，常受批评的人爱得关节炎等。另外，情绪还是影响注意范围的重要因素之一。福莱顿克森等提出的积极情绪的扩展与构建理论（Broaden and Build Theory of Positive Emotions）认为：

积极情绪有助于提升个体的瞬间思维和行动能力，从而建构和增强个体持久性资源，并通过以上能力提升和资源构建达到扩展个体注意

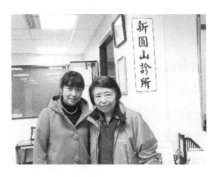

和认知范围的目的。在此理论的推动下，后来的学者对积极情绪影响注意和认知的范围进行了一系列的研究。美国夏威夷大学终身教授、台湾地区著名医师崔玖指出，联结身体与心灵的自然愈合能力，最强有力的途径就是——情绪（图2-7）。

图2-7 台湾地区著名医师崔玖（右）

情绪不仅与中枢神经系统及内分泌系统有内在的关联，而且深深联结起我们的思维模式与生理健康乃至心理健康。

3.4 园艺园林与身心健康的关系

3.4.1 人与自然的先天关系是康健园艺的基础

《黄帝内经》认为，人顺应天时而生，吸纳天地之气而长，人的生命节律与自然同步。植物则是自然界与人关系最为亲密的生命形式，植物在人类文明发展史上贡献卓著，不管是植物本身还是植物所构建的环境，都是人类身心健康照护系统中的重要因素。花园与城市绿地总是激发起人对美好生活的向往，几乎每个人的内心深处都有一个花园梦。在面对花卉之时，无论是初生孩童还是耄耋老翁都会产生愉悦的心情（图2-8）。人类对健康生活的需求催生了一

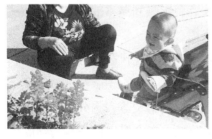

套从身边的环境及朝夕相处的植物获得健康的方法——康健园艺。我国园林文化博大精深，自古就有养花植草能修身养性之说。中华民族历来具有植树种花的习俗，也深谙植物对人的保健功能，从留给我们

图2-8 人之初，喜从花来

的古典园林到祖国瑰宝中草药学，无一不展示出国人崇尚自然、追求"天人合一"境界的思想。可以说，康健园艺在我国具有深厚的文化基础和实践经验。

3.4.2 花朵与生命及精神的关系

花是大自然孕育生命的美丽精灵，花开花落是美学亦是哲学。花之美，在其能牵动人对生命的细微感受。许多人发现，养花之后身心健康，生活变得充实。当人感受到被关爱、照顾和支持的时候，就会生活得更加幸福和健康。我们在照顾花木的时候，其实也被花木无私地照顾着。

台湾东吴大学已故著名物理学教授陈国镇先生（图 2-9）在《情绪的处方：花精》（崔玖、林少雯著，2008）序言中说过："花朵不仅努力活出自己的特质，也散发着芬芳艳丽的信息波，无私地感染着周遭一切生物的情志。当我们接触到花时，自己的

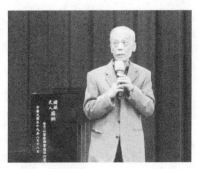

图 2-9　台湾东吴大学陈国镇先生

情绪、心理或心灵上的困扰自然被转化，因此，花对人而言，成为辅助生命灵性升华不可或缺的资粮。看见花朵生机盎然地绽放，我们的灵性常不自觉被提升起来。这种优雅中蕴藏的神奇力量，才可能是花卉广受人类喜爱的根本原因吧！"笔者认为，这也正是康健园艺作用于人身心健康的基础。

花是美的化身，美是以真与善为条件而存在的。爱美是人类的天赋，如果爱美而不追求真与善，只能触及美的外壳，达不到爱美赏花之目的。赏花是以花之美叩开心扉；以爱美之力扫除虚假与邪恶，净化心灵。可见赏花可以使人们的精神世界开阔、乐观，少有烦恼与苦闷，从而保证身心健康。这其实也是国人自古就熟知的养花修身养性的传统文化。开花结果，生命轮回，我们在赏花的过程

中学会了敬畏自然、尊重生命，因为生命的孕育是一个漫长的过程，一个生命就是一个系统工程的结果，每个生命都承载着历史所赋予的使命和责任。文化是一个民族的灵魂和血脉，比如中国花文化在一定程度上就承载着中华民族的精神记忆，体现着中华民族的认同感、归属感。从前人留下的赏花感悟不难看出，中国人弘扬的社会风尚就是求真、向善、寻美。实施康健园艺就是将这种植根于我们血脉中的精神力量唤醒，带领大家从花卉身上去解读那一个个鲜活的生命故事，去找寻人类共有的精神力量，从而治愈受伤的身心。

所以，如果你觉得生活中需要温情和关爱，那就养一些花木，去和它们相互照顾吧！花木有情，你用心待它，它必回你满园春色！

3.4.3 花卉在三个维度对健康的作用

根据世界卫生组织对"健康"的定义，以及人、社会、自然三个维度的健康需求，我们将花卉对健康的作用总结归纳如下（图2-10）。

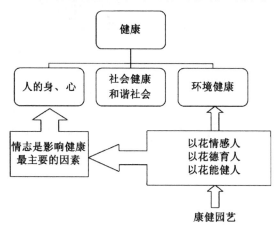

图2-10 花卉与健康的关系

3.4.3.1 个人的健康

养花促进人与自然的亲和，人在对花草的照护中得到身心的和谐。养花的过程需要翻耕、种植、浇水、施肥、除草、修剪、采收、贮藏等体力劳动，这些劳动可以使人的体格得到锻炼。很多花卉本身具有净化空气、安神助眠、消毒杀菌等功效，也可以促进人的生理健康。与亲手养大的花卉植物在一起，人会感到无限放松。美国加利福尼亚的研究人员发现，养花的人与不养花的人相比，前者的血压、胆固醇和甘油三酯的水平都要低一些，而这三项指标与心脏病有着密切关系。换句话说，花卉就是一剂"强心针"。笔者在 2020 年年初进行的一项调研亦表明，喜欢养花的人与不喜欢养花的人相比，在使用 DASS-21 情绪量表测量时，前者的焦虑、抑郁、压力分值均低于后者。可见，花卉也是一剂"减压药"。

3.4.3.2 社会的健康

花卉有利于人心灵和情志的健康，进而间接地促进了社会的和谐稳定。不少人都有这样的感受，养花之后身心健康，生活变得充实。因为养花会让我们学会欣赏生活中简单的事物，可以缓解压力，并让人学会更好地照顾家人和朋友，从而促进人与人之间的和谐。当人感受到被关爱、照顾和支持，且身处融洽的氛围之中时，就会生活得更加幸福，整个社会的健康指数就会随之提升，人与人之间的关系也就更加健康。

3.4.3.3 自然的健康

种花植草美化环境，促进生态的健康。生态健康已成为毋庸置疑的共识。生态园林的建设作为人类改善生存空间、追求健康的有效途径之一，越来越受关注。园林植物与园艺活动对人体健康的促进作用也成为当今人们关注的热点，同时也是颇具潜力的研究领域。

3.4.4 园林环境与健康的新型关系——康复花园

当今社会环境污染、精神负荷超重、机体活动不足等现象，严重威胁着公众健康，仅靠医疗机构改善市民的健康状态已明显不足，人们的健康更多依赖于综合利用周围的环境。显然，园林作为创造与改善城市环境的主要手段，已成为促进公共健康的重要组成部分。在人类健康化的文明进程中，园林环境与人的互作关系更是密不可分。

　　早在古希腊时期（图2-11，图2-12），距雅典百公里的埃皮达鲁斯就因其优美和谐的环境而具有神奇的治疗效果，人们奉为治疗身心的神祇——阿斯克勒庇俄斯（Asclepius）神庙治疗中心就坐落于此。埃皮达鲁斯曾是古希腊的政治与文化中心，对欧洲文化和现代文明的发展具有重要的历史意义。这里还是希腊传统医学的源头，古老的医学就是在这里由巫术变为治病救人的科学。在古希腊时代，埃皮达鲁斯阿斯克勒庇俄斯神庙的哲学基础是，所有的疾病是人自身的社会属性与自然灵性的状态之间失去平衡与和谐而导致的，所以阿斯克勒庇俄斯神庙的医治者通过重新唤醒人们的自然灵性去治愈疾病。这些唤醒自然灵性的方法包括优美的环境、散文诗、绘画、雕塑、舞蹈、音乐以及戏剧，甚至做梦，这些都是前来治疗者日常生活的一部分。这些艺术通过内容、节奏、悦耳的音调、和谐的空间感以及形式铸造人的品质和性格，净化人的意识，激发人的感悟，使之回归自然灵性。有时小丑也是活动不可缺少的部分，因为小丑也在某种程度上激发了人们超然洒脱和幽默诙谐的视角；而体操和游戏则带来了运动的力量、优雅和律动，平衡了身体内在的节奏和频率。

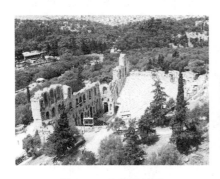
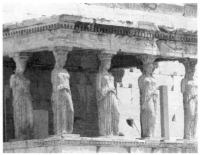

图2-11　古希腊遗迹　　　　　图2-12　雅典卫城遗迹

　　由此可见，城市园林中的自然环境、活动空间、活动内容都是市民改善自身健康状态的重要场所，康复花园的营建为这种场所的建设提供了新型的思路和方法。

第二节　康健园艺的主要理论与学说

人类是大自然的产物，在自然环境中活动为人类带来不少"健康"的经验，我国的中医以及西方的前现代医学都有很多自然疗愈的经验；现代医学尤其是神经医学和心理学的发展为证明这种经验提供了科学的数字证据。鉴于世界各国对康健园艺的理论研究还处于初级阶段，以下列出近年来国际学术界认可的康健园艺几大主要理论与学说——包括压力恢复理论、注意力恢复理论，以及学者们仍在探索的亲自然学说、生物能信息学说和类中医学说。

2.1　压力恢复理论（Stress Recovery Theory）

在现代科学领域，国外关于植物环境对人身心健康研究的鼻祖当数美国德州农工大学的 Roger Ulrich 博士，他在 1984 年关于植物景观对胆囊病人手术愈后作用研究的全文发表于 *Science*。该研究表明，欣赏自然景观有助于患者更快地恢复健康，并使用更少的止痛药物。Ulrich 通过观察和测量人在受压状态下观看不同场景或不同场景图片所产生的心理变化，发现观看自然景观相对于观看城市景观可以加快压力释放的进程，他将之总结为压力恢复理论。该理论认为，观看自然景观可以降低消极情绪（尤其是压力、焦虑）的唤醒度。近年来，不少学者的研究主要集中在视觉和综合感知等方面，即通过比较被试人群观赏自然景观前后或园艺操作活动前后心理、生理指标的变化，来证明植物环境对人身心健康的积极作用，比如提高积极情绪的唤醒度，从而达到"镇静"作用等。

2.2　注意力恢复理论（Attention Restoration Theory）

该理论是卡普兰夫妇汇总 20 年的研究成果后提出的。该理论认为，城市的环境应激引起的是主动注意模式，需要不断消耗能量；而自然的优美柔和对人产生的吸引是一种被动注意模式，其能量消耗极少，可以帮助主动注意力的恢复与更新。由此，Kaplan 夫妇基于自主性和非自主性注意力差别的概念提出了注意力恢复理论（Kaplan R. 1980；Kaplan S. 1995）。该理论认为，人们必须通过保持认知清晰来提高日常工作生活的效率，而清晰的认知需要主动注意来维持。如果集中主动注意的能力下降，会导致诸多负面影响，如没有能力做计划、对人际关系信息的敏感性降低、认知作业的错误率上升等。集中主动注意能力的机制在于主动忽略所有不必要的吸引，因此耗能较大，易使人感到疲劳。该理论同时认为，自然环境能使人产生耗能较低的被动注意，这可对主动注意进行有效恢复。比如，在花园中散步时被不经意间飘来的桂花芳香所吸引就是一种被动注意模式。

2.3　亲自然学说

我国康健园艺先驱、清华大学李树华教授在《园艺疗法概论》一书中指出：亲自然是人类的本能，康健园艺主要通过植物对人体的视觉、嗅觉、听觉、味觉、触觉这五种感官的刺激，以及人对植物的园艺操作活动共同作用而产生治疗效果；其特征是作为生物的植物刺激人们的五官感觉，让人感到实实在在地活着。

2.3.1　视觉刺激

植物通过色彩、姿态对人体的心理情绪产生影响，不同的颜色可以提供不同的视觉效果。暖色如红色、橙色、黄色等较为鲜艳夺目，使人心跳加速、精神亢奋，给人以热烈、辉煌、兴奋和温暖的感觉；冷色如青色、蓝色、紫色等较为深沉，则使人感到清爽、娴雅、肃穆、宁静和放松；白色花卉令人感到神圣纯洁和宁静，具有消暑的作用；等等。而且，园艺植物给人的视觉刺激比普通材料给人的视觉刺激更具有生命的层次。试想，一张红色的纸带给你的色彩和一朵红色的鲜花带给你的色彩，所引起的视觉刺激是不是一样的呢？你可能会说，红色的花有姿态和形状，当然比一张红色的纸更好看。可是如果把红色的纸换成和红色的鲜花一样有形状的纸花，视觉感受还是不一样。这时你可能会说，因为鲜花有香味，当然比纸花感觉更好。那就给红色的纸花喷上和红色的鲜花一样的香味，比如玫瑰花香试试？结果你会发现还是鲜花更好……究其根本，是因为红色的鲜花有生命！所以说，园艺植物对人的影响，其实是生命对生命的影响。

2.3.2 嗅觉刺激

芳香物质对神经元的作用已被证实。很多学者的研究发现，花卉所散发的香气，可以通过鼻道嗅觉神经直达大脑中枢，在改善大脑功能、激发愉悦感、疾病康复和预防方面均能起到一定作用。不同花香对于不同病患有不同的嗅觉刺激效果。另外，花香可唤起人们的回忆与联想，使人进入冥想状态，从而达到调养身心的作用。

2.3.3 听觉刺激

绿地具有降噪的功效，大自然的声音对情绪有安抚作用。落叶随风发出的瑟瑟声、青草摇曳的沙沙声、雨打芭蕉的滴答声、小鸟的叫声、花园内的风声，均能制造出不同的听觉效果，产生听觉刺激，让人感受到大自然的气息。同时，乔木、灌木、草本的立体种植可以有效降低噪音，为人们提供宁静松弛的空间，有助于思考和冥想。在花园中安装风铃或雨铃，亦可增强听觉刺激。这种"零设计"处理的手法可以使人感受真实的自然声音，从而使心境松弛平和。

2.3.4 味觉刺激

人类和植物与生俱来的饮食关系是味觉刺激能够产生康健作用的基础。味觉给人的刺激影响深远、记忆长久。比如，很多人会怀念儿时家乡的味道，喜欢吃妈妈做的菜或者外婆做的菜，这些味道和个体本初的意识是紧密联系在一起的。所以在园艺康健的过程中，经常用味觉刺激来唤起失智症患者久远的记忆，效果非常好，因为这些味觉记忆通常伴随着患者早期的生活记忆一并被呈现出来。在康复花园中栽种水果、蔬菜、香草，收割成熟的瓜菜，一起烹调和享用，采摘食用香草用于烹调或冲泡花茶，均能产生味觉治疗效果。也可以栽植一些食用花卉，这些花卉既可以成为食物，又可以全花入药，或提取花粉和花蜜。味觉刺激还可以有效提升目标对象的成就感和满足感。

2.3.5　触觉刺激

植物的不同部位，如树皮、树叶、花朵、果实、种子等可提供不同的感官刺激；不同植物质地不同，也有不同的触觉刺激效果，如平滑、粗糙、绒毛、坚实、薄脆、肉质等。触碰植物不仅有刺激感官、提升认知能力的作用；更重要的是抚摸、触碰植物能让人获得心灵抚慰，真实地感受到回归自然，满足人类最原始的采摘欲望、攀爬乐趣，这其实是人与植物最直接的亲密关系。正如与亲近的人产生肢体触碰或者拥抱能获得愉悦感、安全感一样，触碰喜欢的花草、采摘可口的果实、拥抱粗壮的大树，可以使人从这种与植物之间的亲密关系中获得心灵上的安抚，并产生持久的愉悦感。一个人买到一件衣服可能会产生愉悦感，但这种愉悦感过不了几周就会消失，但是当一个人回忆儿时成功偷摘到一只桃子或苹果的往事时，虽然这件事已过去了几十年，但当时的那种愉悦仍然会从心底荡漾起来，让人心生喜悦。这就是触觉带给人愉悦与记忆的持久性。

从以上阐述可见，康健园艺就是通过人的五官感受去和植物互动交流，并将这种生命交流的信息反馈给我们的身心系统，从而调整我们的情绪状态的。事实上，除了感官能接收的信息之外，现在一些更为前沿的科学研究证明，植物身上还有一些物质在影响着人类，只是目前的科学手段还无法用有力的实验去捕捉和呈现这些物质，但是观察到的现象证实，这些感官之外的影响是存在的。这种影响包括一些能量和信息的交换，但是究竟是哪个层次的能量、哪种频率的波动在影响我们，有待继续探索和研究。

2.4　生物能信息学说

任何微粒和环境互动都会收发信息波，这一状态可以表达成波函数 $\Psi_m = M e^{i\theta_m(r,t)}$，$M$ 是信息波的振幅，可设定为正实数量，$\theta_m(r,t)$ 是该波动的时空相位，也可以是实函数（陈国镇，2012）。基于该理论，生物能信息学说认为，人体的微观机能是波动状态的聚集而形成宏观的显化，因此也可以用波函数的方式予以表达，疾病与药物都有各自的震荡驻波，当疾病与药物信息波相加为零，即 $\Psi_b + \Psi_m = 0$ 时，能够治疗疾病的药物信息波 Ψ_m，就是疾病信息波的反相波动 $\Psi_m = -\Psi_b$，则该人体的信息波就处于平衡状态，这种状态下的人也就是健康的。这一结果明确地告诉我们，适合治疗疾病的药物信息波就在患者自己身上，只要能够汲取疾病的波动，将疾病的信息波从患者身上汲取出来倒转相位，即可反用在患者身上成为绝佳的妙药。

如果将这一学说应用在康健园艺中，所采用的药物即"花"，花朵是植物的电极末端。英国著名医师巴赫认为，每株植物所散发出来的生命信息，以它开出的花朵表现得最强烈、最具体，所以花朵能够通过信息波的形式作用于人体。巴赫终其一生都在研究花朵对人的情绪的影响，并选出了 38 种最能调适人类基本情绪的花。他研发的"巴赫花精"在世界各地被应用和推广，并取得了良好的疗效。在此基础上，目前更多的实践者陆续推出了"北美花精""台湾花精"等可以改善人体情绪的花卉能量制剂。笔者所在实验室于 2019 年 6 月从德国引进了"花卉能量"情绪平衡系统（图 2-13，图 2-14），期待能在未来的实践中进一步与读者分享"花精"这一花卉能量制剂对情绪的功效。

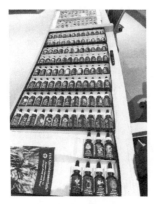

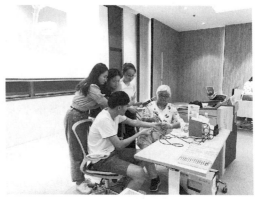

图 2-13　花卉能量制剂　　　　　　　　图 2-14　情绪测试

2.5　类中医学——中医理论在康健园艺中的应用

中医学是我国传统文化中的瑰宝，虽然有些中医理论尚不能用现代科技手段予以证明，但是我国千年传承的中医体系确实有着强大的生命力。中医学将食物、药物分为阴性、阳性和金性、木性、水性、火性、土性，根据阴阳和谐、五行相生相克关系，通过中药和食物对人们进行身体的调理。而事实上景观也有着相似的作用，即利用景观元素进行保健养生。膳食在内部对人们的身体进行调节，景观则从外部对人的健康进行调节，这与中国古典园林表现出的"顺应自然，天人合一"思想相吻合。不少学者将景观与阴阳五行进行对应，总结出了一些利用景观元素进行保健养生的建议（表 2-1，表 2-2）。

表 2-1　园林景观特征与阴阳对应关系表

园林	阴	阳
景观特征	婉约的样式，柔和、弯曲的形状，利用流畅的设计隐藏细节	明快的样式、带棱角的形状，利用特殊的设计彰显细节
外围环境	阳光少、树荫多、较隐蔽	阳光充足、树荫少、较开放
景观色彩	冷色调	暖色调
气味	散发使人镇定气味的植物	散发使人兴奋气味的植物
空间特征	相对封闭	相对开敞

表2-2　园林景观特征与五行对应关系表

元素	器官	颜色	形状	景观的选择与布置
金	肺	白色、银色、金色	圆形	选用圆形要素；白色或银色作主色调；景观布置要整齐，边界明显
木	肝	绿色	上升	选用高耸、外部的景观；预留足够开展探索性活动项目的空间
水	肾	蓝色、海军蓝、黑色	流动	景观布置须流畅
火	心	红色、火焰的颜色	尖形	预留大型活动空间，如活动草坪、门球场地等
土	脾	黄色、自然的泥土色	方形	为花园中的生物预留足够的生存空间

🌿 小 结

我国在植物环境对人的身心健康作用的研究方面起步较晚，目前正处于从理论阐述、科普宣传向对其作用机制与构建体系进行研究转变的过程当中。在国外，脑波仪、生理指标记录仪等先进仪器都已被应用于康健园艺的循证研究与实践，而在我国则相对较少。我们应在该领域加大投入，学习和借鉴国外先进技术，使用先进的科研仪器进一步探索和研究。只有这样，才能缩短我国在该领域与国际先进水平之间的差距，进而让植物环境更好地服务于国人，促进国人的身心健康。

第三节　康健园艺的循证研究

现代康健园艺的循证研究多将脑波仪、生理指标记录仪等先进仪器应用于康健园艺实践。以康健园艺的感官刺激作用机制为基础，产生了利用各环境要素作用于人的感官而促进身心健康的环境治疗方法，包括芳香疗法、色彩疗法等。这些研究将脑波测量法等客观研究方法与印象差别法等主观研究方法相结合，定量研究了植物各器官、色彩、气味等对人在情绪、心理、生理方面的影响类型，从人的视觉刺激、嗅觉刺激等方面来证明植物环境对人身心健康的积极作用。以下针对近年来的循证研究列举一些实例，以供参阅。

3.1 感官刺激效应

3.1.1 视觉方面

Laumannn 等通过检测受试者观看自然景观前后血压、心率等生理指标的变化发现，观看自然景观可以降低受试者的血压和心率、减轻压力、改善情绪，有助于注意力的恢复（Laumannn，2003）。修美玲等以矮牵牛为植物色彩表现媒介，通过对比被试者运动后在不同花色环境中生理指标与心理指标的变化，发现植物色彩有助于运动后身体机能的恢复。李霞以不同色彩的植物或植物景观的照片为媒介，通过对比观看实验照片前后被试者生理与心理指标值的变化，也证明了植物色彩不仅在生理上对各类人群具有放松与平静的作用，在心理上也具有降低焦虑等积极效应。Kaufman 等通过测量42 名被试者观看计算机模拟的相同树形、不同树冠颜色的树木后皮肤电阻的变化，发现虽然被试者对不同颜色树冠的主观情绪感受不同，但所有颜色的树都对被试者有镇静作用，绿色树冠相比于红色、橙色、黄色树冠镇静效果更显著。An 等利用计算机模拟不同密度的针叶林和阔叶林，以脑电图为测量手段，在实验室中进行视觉实验，结果发现高密度针叶林或阔叶林能使人大脑兴奋，低密度的针叶林可以使人大脑放松，而密度为50%时，被试的心率和血压最为平稳。

3.1.2 嗅觉方面

陈学年介绍了香花不仅具有绿化、美化、净化环境等功能，而且其中多种香花的香精油有杀菌消炎、止咳平喘镇痛等功效，同时还能使人心情舒畅、精神振奋、消除疲劳，有益于人的身心健康。刘志强介绍了芳香疗法的概念和功效，分析了芳香植物在植物保健绿地、夜香园、盲人植物园等方面的应用，指出在园林中应用芳香疗法时应注意利用空间的围合来控制芳香浓度，对不同人群应用不同植物，综合利用人体感官实施芳香疗法，以达到促进人体健康的最大效益。刘璐等分析了植物通过刺激人体感官对灾民心理的救助机理，其研究表明，某些特定植物的色彩与芳香可以有效淡化、减轻灾民的心理障碍，帮助其恢复健康。高翔等通过对比高血压受试者在芳香植物闻香区进行自然香气闻香活动前后其各项生理指标的差异，验证了芳香植物对受试者降压的保健功能，为保健园林建设中芳香植物的配置提供了数据支持与理论依据。李颖研究发现，芳香植物所产生的香气成分不仅可以通过血液循环运送至人体各处，与人体内的化学成分产生反应，影响人体的激素分泌和代谢，进而影响生理功能；同时还能通过嗅觉细胞刺激人的神经系统，产生镇定、放松或兴奋的效果，对人的身心健康有积极影响。Jo 等研究发现，真实环境中正在生长的李子树的香气能够引发人愉悦和兴奋的积极情绪。Qin 等在室内植物的芳香浓度对人的感受影响研究中发现，相对于无香型、浓香型植物而言，具有轻度香气的室内植物对与压力相关的心理指标的改善最明显，也最受喜爱。

3.1.3 触觉方面

李法红等以苹果树为植物器官表现媒介，以人体脑波作为评价指标，定量研究了观赏其叶子和花朵对人的脑波所产生的影响。实验结果表明，在采摘活动中观赏室外果树的花和果实，能够在一定程度上缓解人的紧张情绪，使人趋于平静、放松的精神状态。

3.1.4 多感官综合方面

Said 等在一项花园对儿童患者心理健康影响的研究中发现，相较于病房，孩子们更加喜欢植物种类丰富的户外花园，植物环境、阳光和新鲜空气有助于儿童患者恢复健康。Lohr 等研究发现，有树木的城市环境与没有树木的城市环境相比，前者在改善人的情绪方面有显著效果；Kuo 等研究发现，在楼房里生活的人群，如果在住所周围有自然景观，则该人群不易发生精神疲劳，情绪表现趋于平静、温和；而如果住所周围没有自然景观，结果则相反。Ulrich 指出，人们置身于康复花园中 4~5 分钟就可以减轻压力，更长的时间则有助于身体康复，如可较少使用止痛药以及缩短住院时间等；同时，康复花园还可以减轻医院工作人员的压力，增加其对工作的满意度。Staats 等通过实验发现，相比于城市商业街、居民区等，人们更喜欢森林茂密的自然环境，以满足其心理需求。Maas 等通过健康自我感受评价研究发现，在绿色越丰富的地方居住的人们健康水平越高。Taylor 等研究发现，在植物环境中进行简单的散步，可以有效缓解儿童注意力障碍（儿童多动症）患者的症状。Kima 等通过园艺操作活动观察一至三年级智障儿童的注意力和社会性，结果表明，进行园艺操作活动的一组其注意力和社会性程度得分显著高于没有进行园艺操作活动的一组，从而可以看出适度的园艺操作活动对提高儿童的注意力有一定帮助。Lee 等研究发现，11~15 分钟的移植盆栽活动使人的情绪得到显著改善。Sahlin 等将园艺操作应用于压力管理研究后发现，园艺操作可以降低人的疲劳指数，提高工作效率。Lee 等研究发现，相比于在电脑前的脑力工作，在室内移植盆栽的园艺操作能大幅降低压力程度，有益于人体健康。Poilsen 等的研究表明，进行园艺操作活动能帮助战后老兵建立积极的生活态度，提高生活质量。Lee 等在日本几十个森林试点进行了长达十年的森林浴健康效益观测，研究发现，在森林环境散步或观赏森林景观对人的唾液皮质醇浓度、心率变异性、脉搏、血压等生理指标均有改善作用。

3.2　园艺操作活动作用机制研究

如果以园艺操作活动为媒介，根据活动参与者的身体、心理状态及其兴趣爱好，让其亲自参与植物的种植、管理、采摘等环节，绝大部分参与者能从中得到体能的锻炼、情绪的调适，进而培养自信、增进交流，最终达到促进健康的目的。我国学者针对不同类型人群，以实验测定为主要途径，为园艺操作活动在康健园艺中的健康效益提供了不少理论依据。班瑞益将慢性精神分裂症病人随机分成对照组和实验组，对照组仅维持单纯的药物治疗，实验组除药物治疗外还辅以园艺植物种植等栽培活动。研究结果表明，实验组在社交能力、适应能力和生活自理能力等方面优于对照组。这说明定期接触植物对慢性精神分裂症病人的身心康复有较好的疗效。修美玲等以北京某敬老院的 40 位老人为研究对象，通过测定试验前后老人的心情、脉搏和血压，衡量园艺操作活动对老人身心健康的影响程度。研究发现，收缩压和脉搏基本不变，舒张压和平均动脉压显著升高，且试验后约 80% 的老年人心情好转。实验结果表明，不产生疲惫感的适度的园艺操作活动对老年人的身心健康具有积极作用。李树和探讨了康健园艺实施的必要性，提出了康健园艺的构建方法，以及可推广的康健园艺活动具体类型；并结合天津市科委科普等实践活动，证明园艺操作活动能有效改善被试者的健康状态、缓解特殊疾病患者的精神状态。张加轶等通过引导自闭症儿童进行大田种植和树叶拼贴画干预活动，对比活动前后患儿的状态，结果发现，园艺操作活动有助于提高患儿的社交技能。张艳以成都某中学高一年级两个班 114 名学生为研究对象，通过"中学生心理健康量表"和心情卡片测试两种方法测定园艺操作活动干预前后受试者的各项指标。研究结果表明，园艺操作活动使被试学生的心理健康水平得到了显著提升。

🌳 小 结

从以上学者就康健园艺的健康促进效益展开的大量实证研究可见，园艺操作和园林环境在健康照护领域有很大的潜力可以挖掘。

目前我们需要提出一套科学可行的康健园艺模式，以引导公共健康的发展，造福百姓。就园林环境的设计建造而言，我们亦需要在循证研究的基础上去解决问题。简言之，循证研究可以发现问题，而园林环境的设计建造则可以解决问题。

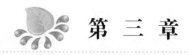

第 三 章
康健园艺与康复花园常用保健植物类型

　　目前，对于植物保健功能的研究，多集中于利用植物富含的糖分、维生素等营养成分加工制作成饮料、果品等来健愈人体，但是对于利用既有保健功效又有观赏价值的植物来创造优美、保健、益体的开放空间，充分发掘其生态、保健价值的研究则相对较少。本章将结合康健园艺的五感体验，阐述笔者多年整理分类的兼具药用和观赏双重价值的保健观赏植物及其在康复花园设计实践中的运用。

第一节　保健观赏植物概述

 1　保健观赏植物的定义

　　保健观赏植物是指既有保健功效又有观赏价值的植物。这类植物因兼具保健和观赏双重功能，是康健园艺和康复花园的首选植物。保健观赏植物大多含有抗生素和具抗病毒作用的化学物质，对人体的五官感觉有着不同的刺激作用，除可制成各种药物和保健品外，其所含的一些挥发性物质还可通过人的呼吸系统、皮肤、毛孔进入人体，起到防病、强身、益寿的作用。

　　传统的园艺园林植物分类并没有将保健观赏植物单独分类，本书基于康健园艺的特殊需要，将这一类植物进行了整理和归纳，并根据人体五感通道，将整理出来的常见保健观赏植物分为嗅觉型、视觉型、触觉型、听觉型和味觉型等五类。这一工作可以追溯到

1996 年，当时笔者本着让风景园林健愈人类身心的研究兴趣，自 20 世纪 90 年代初期被《参考消息》上的一则关于园艺疗法的报道所吸引之后，一直在搜集园艺园林与健康相关的资料。

当时康复花园或园艺疗法的概念在国内还不普及，到 2000 年时仅有李树华、金荷仙等几位教授发表于《中国园林》上呼吁尽早建立园艺疗法学科体系的相关文献，其他研究领域鲜见报道，且资料来源渠道亦不如当今丰富，所以整个工作的进展极其缓慢。1999 年昆明世界园艺博览会的举办对我国园艺园林的发展起到了极大的助推作用，也为笔者的工作带来了莫大的转机。昆明世博园是我国历史上第一个 A1 级的世界园艺博览园，它汇聚了世界上 95 个国家、国际组织和我国 34 个省、市、区（地区）的园林园艺先进技术和科研成果，不仅是 20 世纪世界园林园艺科技发展的历史性总结，更是不可多得的国内外园林园艺植物标本馆，园内的植物品种丰富，且均是适用于现代园林景观配置的植物。这无疑为笔者整理归纳保健观赏植物提供了丰富的宝贵资源。也鉴于此，本书所列保健观赏植物均为昆明世博园区所种植的植物。

自 2006 年起，我们立足于昆明世界园艺博览园，从最基本的保健观赏植物资源整理入手，陆续开展了《昆明世博园区内保健型观赏植物资源整理及在开放空间的景观应用》研究、《昆明世博园区植物资源管理软件制作及芳香保健植物景观应用》研究和《昆明世博园区植物资源色彩归类及其在保健园林中的应用》研究。根据这些研究工作筛选出 35 个科 96 个属 110 种较为常用的保健观赏植物，调查整理芳香保健植物 371 属 532 种，隶属于 141 科，提出了可以应用在城市绿化中的芳香保健植物种类；以色彩分类为目标筛选出 240 种植物，隶属于 91 科 188 属，提出了"色彩型保健植物"这一概念，整理归纳出昆明世博园区红、粉、橙、黄、紫、蓝、绿、白色及多色共 9 大色系的植物名录，结合各色系植物对视觉刺激的健愈功能分析，将其设计应用于某居住区公共绿化工程保健园林，对设计原则、应用方式等进行探讨，为利用植物色彩来深化园林的保健功能提供了借鉴和参考。

在对世博园保健观赏植物资源进行整理的基础上，我们又展开了《基于园艺疗法的休闲农业园规划设计——以腾冲县中和镇休闲观光农业园为例》的研究；同时，我们亦结合植物群落结构与环境舒适度之间的关系探究，展开了《基于景观都市主义的公共空间环境舒适度影响因素研究》；针对《室内园艺疗法植物的筛选与设计》展开工作，在前期归纳整理的植物中遴选适用于室内空间的植物，并对其配置模式做反复的验证和探讨。以常绿、色彩、芳香、食疗、水生为分类，筛选出 119 种适用于室内园艺疗法的植物，并明确指出了 10 种常用室内植物的毒副作用及其在应用中应予以规避的注意事项。同时将园艺疗法运用于实际室内项目，完成了某小区居住套房兼具保健性与观赏性双重功能的室内绿化设计，并将绿植装饰前后的室内二氧化碳浓度等指标进行对比验证，找寻改善居室环境最佳植物配置与绿化设计的方案。

2014 年至今，我们将循证设计手法应用于康复花园设计研究工作，陆续展开了多动症儿童康复花园设计策略分析、适用于离退休老人的园艺疗法花园植物造景研究、适于自闭症儿童的康复花园景观设计研究、基于园艺活动干预的幼儿记忆能力比较研究。这些工作是笔者对于将循证设计手法应用在康复花园设计建造过程中的有益尝试与摸索，为结合我国国情更加合理地进行康复花园的循证设计积累了工作经验。

为方便康复花园"五感园"植物的种植设计，笔者在多年研究的基础上，将昆明世界园艺博览园主要保健观赏植物种类及功效列表如下（见表 3-1），并探索性地提出了保健观赏植物的五感通道归类法。

表 3-1　昆明世界园艺博览园主要保健观赏植物

名称	拉丁名	科属	保健功效
白花树萝卜	*Agapetes mannii*	杜鹃花科 树萝卜属	消炎、利尿、活血、散瘀
剑麻	*Agave sisalana*	石蒜科 龙舌兰属	清热解毒、排脓
合欢	*Albizia julibrissin*	含羞草亚科 合欢属	活血、宁心、消肿
海芋	*Alocasia odora*	天南星科海芋属	清热解毒、消肿止痛
鸡骨常山	*Alstonia yunnanensis*	夹竹桃科 鸡骨常山属	消炎、止血、接骨、止痛
牛蒡	*Arctium lappa*	菊科牛蒡属	疏散风热、宣肺透瘀、解毒利咽
艾蒿	*Artemisia argyi*	菊科蒿属	清热解毒、解暑、止血
昆明鸡血藤	*Callerya reticulata*	豆科崖豆藤属	滋阴、生津、止渴
开口箭	*Campylandra chinensis*	百合科 开口箭属	活血、止痛、祛风湿
朴树	*Celtis sinensis*	榆科朴属	主治腰疼
紫荆	*Cercis chinensis*	豆科紫荆属	活血通经、消肿止痛
香樟	*Cinnamomum camphora*	樟科樟属	全株有樟脑香气，叶子有樟脑香，有强心解热、杀虫、驱蚊的作用。散发的化学物质能净化空气，抗癌
马桑	*Coriaria nepalensis*	马桑科马桑属	消肿、止痛
灯台树	*Cornus controversa*	山茱萸科 灯台树属	消炎、化痰止咳、止痛、收涩止血，外用治跌打损伤

续表

名称	拉丁名	科属	保健功效
山楂	*Crateagus pinnatifida*	蔷薇科山楂属	治肉食积滞、胃脘胀满、泻痢腹痛、瘀血经闭、产后瘀阻、心腹刺痛、疝气疼痛、高脂血症
木麻黄	*Casuarina equisetifolia*	木麻黄科木麻黄属	发汗、平喘、利尿
仙茅	*Curculigo orchioides*	石蒜科仙茅属	祛寒湿、补肾阳、强筋骨
川牛膝	*Cyathula officinalis*	苋科杯苋属	活血通经、利尿通淋，治月经不调、经闭痛经、风湿痹痛、尿血血淋、跌打损伤
毛地黄	*Digitalis purpurea*	玄参科毛地黄属	强心、利尿
八角金盘	*Fatsia japonica*	五加科八角金盘属	清热解毒、化痰、解结、祛痰消肿
刺五加	*Eleutherococcus senticosus*	五加科五加属	益气健脾、补肾安神、治疗风湿、壮筋骨
杜仲	*Eucommia ulmoides*	杜仲科杜仲属	持久降血压、利尿、补肾、安胎
金钟花	*Forsythia viridissima*	木犀科连翘属	清热解毒、消肿散结
栀子	*Gardenia jasminoides*	茜草科栀子属	花白色，香气清新宜人，泻火除烦、清热利湿、凉血解毒
水杨梅	*Geum chiloense*	蔷薇科路边青属	补肾益肾、活血解毒，治头晕目眩、四肢乏力、遗精阳痿、表虚感冒、咳嗽吐血、虚寒腹痛、月经不调、肿痛
活血丹	*Glechoma longituba*	唇形科活血丹属	利湿通淋、清热解毒、散瘀、消肿

续表

名称	拉丁名	科属	保健功效
银杏	*Ginkgo biloba*	银杏科银杏属	活血、化瘀、通络
木槿	*Hibiscus syriacus*	锦葵科木槿属	清热凉血、解暑消肿
金鸡豇豆	*Incarrillea arguta*	紫葳科角蒿属	健脾、理湿、行气、散瘀、止痛，治腹泻、胃痛、风湿疼痛、骨折
板蓝根	*Isatis tinctoria*	十字花科菘蓝属	清热凉血、解毒
核桃	*Juglans regia*	胡桃科胡桃属	补肾润肺、润肠通便，治腰膝酸痛、遗精尿频、虚寒喘咳、肠燥便秘
金银花	*Lonicera japonica*	忍冬科忍冬属	解毒、抗菌、凉血、止痢
广玉兰	*Magnolia grandiflora*	木兰科北美木兰属	祛风散寒、行气止痛
薄荷	*Mentha canadensis*	唇形科薄荷属	多年生草本，全株有强烈薄荷香气，辛凉气香，清热解表、祛风消肿、止痒
含笑	*Michelia figo*	木兰科含笑属	具芳香，感觉清新香甜，有安神功效
紫茉莉	*Mirabilis jalapa*	紫茉莉科紫茉莉属	清热解毒、活血调经、滋补，种子磨成白粉可治面部粉刺
南天竹	*Nandina domestica*	小檗科南天竹属	敛肺、镇咳、健胃、活筋、清热解毒
莲	*Nelumbo nucifera*	睡莲科莲属	花香馥郁，沁人心脾，滋心、肾；降糖、利尿、抗炎
仙人掌	*Opuntia dillenii*	仙人掌科仙人掌属	行气活血，清热解毒，治疗久患胃病
板凳果	*Pachysandra axillaris*	黄杨科板凳果属	祛风湿、止痛，治跌打损伤、风湿麻木、风湿性关节炎

续表

名称	拉丁名	科属	保健功效
芍药	*Paeonia lactiflora*	芍药科芍药属	敛阴、柔肝、止痛
云南松	*Pinus yunnannensis*	松科松属	燥湿祛风、生肌止痛
清香木	*Pistacia weinmanniifolia*	漆树科黄连木属	清热、解毒
大车前	*Plantago major*	车前科 车前属	治疗慢性气管炎、高血压病，清热利尿、渗热通淋、明目
侧柏	*Platycladus orientalis*	柏科侧柏属	强壮滋补，健胃，清凉收敛、利尿
海枣	*Phoenix dactylifera*	棕榈科海枣属	止咳化痰
翻白叶	*Potentilla griffithii*	蔷薇科委陵莱属	治食积胃痛、痢疾
月季	*Rosa chinensis*	蔷薇科蔷薇属	调经活血，消肿止痛，解毒
接骨木	*Sambucus williamsii*	忍冬科接骨木属	接骨续筋、活血止痛、祛风利湿
垂盆草	*Sedum sarmentosum*	景天科景天属	清热解毒、杀菌消炎
槐	*Styphnolobium japonicum*	豆科槐属	清凉收敛、止血降压
紫丁香	*Syringa oblata*	木犀科丁香属	清热燥湿、止泻
蒲公英	*Taraxacum mongolicum*	菊科蒲公英属	清热解毒、消热散结
厚皮香	*Ternstroemia gymnanthera*	山茶科 厚皮香属	清热解毒、散瘀消肿
吴茱萸	*Tetradium ruticarpum*	芸香科吴茱萸属	果实治呕吐、止痛、强心、促进脂肪代谢
红花酢浆草	*Oxalis corymbosa*	酢浆草科 酢浆草属	治跌打损伤、赤白痢，止血

续表

名称	拉丁名	科属	保健功效
款冬花	*Tussilago farfara*	菊科款冬属	润肺、止咳、化痰,治各种咳嗽
紫玉兰	*Yulania liliiflora*	木兰科玉兰属	芳香浓郁,治头痛、鼻塞不通、齿痛,驱散风寒,降血压
水红木	*Viburnum cylindricum*	忍冬科荚蒾属	清热解毒、活血通络
黄荆	*Vitex negundo*	马鞭草科牡荆属	祛风解表、清热化痰、清肝明目

注:本表按植物对应拉丁名的首字母排序,限于篇幅,仅列属名、种名,略去了命名人。学名 、科属遵照"iplant. cn 植物智——中国植物物种信息系统"所列。保健功效参照《中国药用花卉》等书籍。

2 保健观赏植物的五感通道分类法

2.1 呼吸保健型

呼吸型保健观赏植物指能散发出令人愉悦的挥发性物质且具有观赏价值的植物。这类植物散发出的挥发性物质(如芳香油、萜烯类物质等)通过人的呼吸系统进入人体,有清心爽脑、健身康体的功效。日常生活中人们在通过呼吸摄入所需氧气的同时,也会将这些有益健康的芳香物质吸入体内,无形中增进了健康。在对人体的健康效用方面,这类保健植物的作用最为直接,也更符合快节奏的现代生活。

植物的芳香气味在医疗保健方面的运用有着悠久的历史。中国古代的香佩疗法和近代国外出现的香花诊室、花木医院,其治疗机理都源于我国传统医学的芳香开窍理论:芳香性中药有通经活络、开窍透骨的作用。现代医学发现,花香不但可以杀灭细菌、保持环境清新,不同的花香还具有不同的疗效。由于花的种类不同,散发的香气与挥发性物质也不同,对人体会产生不同的影响,因此不能贸然混用，须在相关科学数据指导下使用。

部分研究表明：花卉的芳香油分子与人体鼻腔黏膜上的嗅觉细胞接触后，刺激人的嗅觉神经，从而令人产生舒适愉快的感觉。各种植物芳香油对不同的疾病有其特殊的功能，目前已发现有十几种鲜花的香气对心血管病、气喘、高血压、肝硬化、神经衰弱和失眠等疾病有明显的治疗效果。如松树富含胡萝卜素、松油脂、维生素 C、α-茨烯，这些物质具有祛风燥湿、疏通经络、增强器官生理功能的作用，且有的营养物质具有挥发性，因此，人在松树林中锻炼，对关节酸痛、肌肉痉挛、脚气等疾病有一定疗效。樟树的挥发油中含有 α-茨烯、t-茨烯、黄樟西醚、丁香油酚、α-樟脑烯，这些物质能祛风湿，行血气，暖肠胃，人们在面对樟树锻炼时可获得通窍、止痛、辟秽、舒骨等疗效。

植物对空气负离子的调节作用，也是呼吸保健型植物的保健机理之一。近十年来国内外学者对空气负离子的研究表明：空气中的负氧离子直接参与细胞的电代谢过程，影响生物电的转换，对维持人体正常生理功能有必不可少的作用。

2.2　视觉保健型

近年来，国内外不少专家提出了"绿视率"这一概念，并将之作为绿化计量指标。绿视率是指眼睛看到的绿化面积占整个视野面积的百分数。不同面积的绿化以及不同质量的绿化会使人们产生不同的心理感受。

许多植物的花、果、枝、叶均有很高的观赏价值，由植物的姿态、色彩、风韵、季相变化等构成的自然美和艺术美，可帮助人们消除疲劳、增强体质。园林绿地中常见的观花植物，根据其不同色彩而配置的园林空间具有一定的医疗保健作用，如蓝色能缓解紧张情绪，调节体温；红色能振奋精神；黄色会增强食欲；绿色促进思维，减缓脉搏速度；白色镇静催眠。

2.3　触觉保健型

触觉保健型植物目前主要指其花、茎、叶的质感（粗糙、光滑、毛茸茸）对触觉有特殊刺激作用的一类植物，也包括经由触摸刺激能加速挥发性物质释放的一些芳香植物。人体接触植物，最重要的是满足了人们接触自然的需要，如攀爬的欲望、采摘的乐趣等。所以在营造康复花园植物景观的过程中，可适当增加一些人与植物亲近相拥的设计，如适宜采摘的果树、开花量大的花木、耐践踏的草坪等。可以供人依靠或者拥抱的大树也能对人起到安抚的作用。

2.4　听觉保健型

在风雨中，植物的枝干或叶片会演绎出一曲曲优美的交响乐，时而萧瑟，时而优美，时而汹涌澎湃，这些源自自然的声音能消除人的烦躁不宁情绪。人们所熟悉的"荷清蝉鸣""雨打芭蕉""万顷松涛"之所以令人愉悦，就因为它们让人的心理获得了审美和满足。又如水边配置的菖蒲、彩叶芦竹、黄花鸢尾、水葱、香蒲等湿生植物，营造出保健与观赏兼有的景观，增加了文化气息，使听者的情感受到熏陶，身心得到放松，从而达到了保健效果。要发挥听觉型保健植物的保健作用，宜选择安静、无噪声干扰的场所，在配置时要选择叶片经大自然风雨撞击后能发出优美声响的树种，且要有一定数量，才能达到预设的音响效果。不同的植物发出的声响不同，不同形态和不同类型的叶片摩擦碰撞，所产生的声响效果也不同。此类植物包括芭蕉、荷花、马尾松、油松、加拿大杨等。另外，拓展型的听觉保健植物还可以是能吸引鸟类或昆虫的植物，在花园中营造鸟语、虫鸣等大自然的声音。

2.5　食用保健型

食用鲜花是我国自古以来就有的传统。早在两千多年前，我国道家出于养生保健、延年益寿的需要，就常以菊花伴食，大诗人屈原的《离骚》中就有"朝饮木兰之坠露兮，夕餐秋菊之落英"的诗句。现代科学证明，食用花卉含有较为丰富的营养成分，如多种维生素和微量元素等，因此花卉是集观赏和营养保健为一体的高级食品原料。在国外，食花成为一种时尚，通过食花摄取营养、获得保健已逐渐被人们所了解和接受。在我国，随着消费者对天然食品优越性、安全性和经济性认识水平的提高，对花卉食品的需求正逐步从潜在走向现实。许多花卉以其艳丽的色泽、鲜美的味道，已经成为餐桌上颇受欢迎的名贵佳肴。这些可食用花卉，不仅是美味佳肴，更可以帮助人们调整食物结构、调节体内代谢，从而增进健康。有研究报道，花粉中对人体有用的物质有96种之多，花粉比牛奶、鸡蛋的营养价值高出7~8倍。目前常见的食用花卉有芦荟、马兰、仙人掌、紫苏、车前草、薄荷、蛇莓、马齿苋、百合等。表3-2列出了几种便于居住区或家庭营建可食地景的保健蔬菜及其功能。

表3-2　几种便于居住区栽植的保健蔬菜及其功能

名称	拉丁名	作用
大蒜	*Allium sativum*	含17种氨基酸，抗菌抗病毒，防流感，有降血压、抗血小板聚集、降血脂、抗动脉粥样硬化之功效；含硒和锗，有抗衰老、防癌、抑制肿瘤之功效
荠菜	*Capsella bursa-pastoris*	一年生或二年生草本，药用全草，凉血止血、清热利尿
苦瓜	*Momordica charantia*	俗名"癞瓜"，一年生攀缘状柔弱草本，种植后能形成浓密的绿荫，嫩果绿色或近白色，表层有畸瘤，清香可口，有消暑清热、增进食欲之功效
紫苏	*Perilla frutescens*	一年生草本，药用茎、叶、种子，舒瘀化痰，解鱼蟹毒
车前草	*Plantago asiatica*	多年生草本，清热祛湿，利水通淋

名称	拉丁名	作用
马齿苋	*Portulaca oleracea*	一年生草本，伏地铺散。含丰富的去甲肾上腺素，能预防和治疗糖尿病，清热解毒，凉血消肿，可治热毒血痢
姜	*Zingiber officinale*	多年生草本，根状茎入药，干姜主治心腹冷痛，吐泻；生姜主治感冒风寒，解毒

注：本表按植物对应拉丁名的首字母排序，限于篇幅，略去命名人。

第二节　保健观赏植物在康复花园中的应用设计

 1　指导思想

园林景观造景要素中，植物是唯一具有生命特征的活体，也是中国古典园林的四大要素之一。有植物的景观才是活景观，而利用保健型观赏植物来创造健康的景观是人们不断探索的园林新形式，在城市开放空间中创造更尊重人、更平等、更人性化的环境，最大限度地体现"以人为本"的思想，创造人与自然和谐共生的生态系统已成为共识。

"以人为本，关爱环境"是人与自然和谐共生的表现，城市开放空间建设是以人为主体的，要求充分体现对人的关怀，组织各种为人所用、为人所体验的人性空间。保健型观赏植物在开放空间中的景观应用就是以此为指导思想和设计理念，依据当地的气候、人文、水土等特点，大力挖掘当地有较高价值的保健植物，因地制宜、巧妙构思，营造出融绿化、美化和保健功能为一体的现代新型园林。

2　应用原则

2.1　生态设计原则

与生态过程相协调，尽量使其对环境的破坏降到最小的设计都可称为生态设计，这种协调意味着设计应尊重物种的多样性，减少对资源的掠夺，保持营养和水循环，维持植物生存环境和动物栖息地的质量，以此改善人居环境并维持生态系统的健康。

2.2　适地适树建立稳定的植物群落

建园应该通过较合理的植物配置，充分利用光能、土壤中的水分和矿物质，互利共生，减少生存空间的恶性竞争，造就和谐共存的生态环境。不同的园林植物在生长发育过程中，对光照、温度、水分、空气等环境因子有不同的要求，根据景观生态学原理，应在了解植物生态习性的基础上，优先选择本地树种，使之基本适应栽植地点的立地条件，保证其成活和正常生长；并且在平面上有合理的种植密度，使植物有足够的营养空间和生长空间，从而形成较为稳定的群体结构，在满足植物生态条件下创造稳定的植物景观。一般根据成年树木的冠幅来确定种植点之间的距离。为了在短时间内形成一定的景观效果，往往采用速生树种和慢生树种相搭配的配置方法。在竖向设计上也要考虑植物的生态特性，注意将喜光与耐阴、速生与慢生、深根与浅根等不同类型的植物合理搭配。

2.3　满足功能的需要

景观设计要遵循功能第一性的原则，即不同的场地有与之相对应的功能，因此对景观、树种的选择有其相应的要求，在进行植物配置的时候要考虑不同场地的具体功能，以人们的游憩、健身、养心等需求为依据，结合健身场所设计特定功能区域。因此，我们认为康复花园的功能设计很大程度上取决于康健园艺活动实施的需求。就这一点而言，康健园艺是康复花园的软件系统，而康复花园则是康健园艺的硬件支撑。

2.4 美学原则

遵循变化与统一、协调与对比、动态与均衡、韵律与节奏等美学原则，合理配置，充分显示其季相及生命周期的变化，创造优美的景观。

 ## 3 应用方式

现代都市生活节奏快速而连续，寻求舒适、安全、健康的生活空间是人们越来越迫切的心声。所以单独的一个保健型开放空间是远远不够的，在设计景观时必须从人们的起居生活等方面去体现对人的关心，从而形成一个连续的、有效的保健型生活模式。这里提出以下几种应用方式。

3.1 营造保健型居住区开放空间

柯布西耶认为，居所是庇护相应的工作、财产及人的思想的场所。更重要的是在其周围维持一种平和的家庭气氛，验证人存在的价值，给人类建构一个新的家园。在现代社会，人是社会的主体，是城市的主体，而居住区是人类生活高度聚集的场所，人生大约有一半以上的时间是在居住区度过的。环境是人创造的，又反过来作用于人的情感、心理和行为，居住区环境的好坏对人的影响很大，居住区开放空间大致可分为三类。

3.1.1 居住区的公共开放空间

城市住宅的外部空间环境由住宅实体、构筑物、道路、广场、绿植和水体等组成。外部空间首先是围合元素，包括其体量、形式、轮廓和材料色彩、质感。小区的公共开放空间应该使小区的居民有参与意识和亲切感，它通常以一个空间开敞的集中绿地为主要形式，以满足不同层次居民的活动需要，使人们感到舒适、安全、亲切，并喜欢和愿意使用这些空间，停留于其间，从而增进彼此交往，改善人际关系，体验和谐与健康。

居住区的公共开放空间应注重植物与周围环境间的相互关系，

以空间开敞性和包容性为主，来营建生态群落，把握植物自身的生长习性，注意植物与建筑、水体、广场、道路等景观要素之间的关系，注重生态群落的营建，乔木、灌木、草的立体绿化配置，同时注意植物与动物、微生物之间的共荣共生，形成良好的人、鸟、虫、植物、微生物等共荣共生的生物链，吸引蜂蝶、鸟类等一起来共同组成稳定的生态保健植物群落。

3.1.2　院落式开放空间

在居住区设计中，住宅的围合方式决定了其组团单元的模式。庭院式居住单元空间一般由两栋以上的住宅围合而成，车流与人流不能随意穿行，以为居民提供一个安全舒适的近距离田园。院落式开放空间围而不封，人们通过窗户看到的最直接的景观是庭院景观。院落开放空间是一种有效的围合，空间是建筑的延伸，院落空间形态既不像四合院那么封闭，又使居民有归属感和安全感，人们在向心、内聚的院落中驻足、谈心、交往。在院落绿化中应设置老人和儿童活动以及邻里交往所需的场地，使之形成开放空间的一个细胞，发挥不可估量的作用。

在现代社会生活中，在居住区绿地环境中，逗留时间最长的人群是老年人和小孩，将儿童游戏场和适合老年人下棋、读书看报、体育锻炼的设施及场地等开放空间设置在保健植物群落中，其周围保健植物所散发的有益气体可以通过肺部和皮肤进入人体，起到防病、强身、益寿作用。景观效果与保健功能相结合，不同季相、不同形态的植物合理搭配，相同生态保健功能植物的有机组合，可以充分发挥园林绿地的保健功效，这也是未来院落式开放空间的发展趋势。

3.1.3　廊道式开放空间

廊道空间指住宅与住宅之间的走廊、外部环境的风雨廊、顶层或底层的步行连廊。它的空间界定既是确定的，又是不确定的：通透的柱所形成的边界使得廊道空间与外部空间之间是流动的、渗透的。廊道空间既是交往空间，又是交通空间，它能够划分不同的空间领域，增加空间的层次感。如果把住宅的底层架空，其空间可以有多种用途，如停车场、居民休闲场地、公共服务配套设施及环境景观的设置等，它可以为居民提供更多交往的机会。

营造廊道式开放空间的保健景观，应该以功能为第一性。首先要满足交通的需要，适当配置一些体量不大的保健型植物，以藤本类植物为主。其次要考虑通透性。廊道空间相对比较郁闭，针对不同空间的不同功能应该配置一些树形通透的植物，以多花、多色彩植物为主，以颜色及其深浅的变换形成视觉上的进深，从而给人以宽敞明亮的感觉。最后要考虑安全停靠场所。临时的休息场地对保健型植物的要求很高，既要求其在短时间内起到一定的保健功效，又要与设施功能相结合。这类室内保健型植物有芦荟、红景天等。在临时休息区设置有特色的视觉感官保健型植物，不仅可以吸引居民聚集、休息、交流，还能起到一定的分流人群的作用。这类植物主要有多花蔷薇、云南黄馨等。

3.2　营造保健型城市休闲开放空间

休闲开放空间包括城市公共绿地、公园、旅游风景区及单位附属绿地等人们停留较多的集散场所。从市民健康的角度出发，这部分空间的营造最为关键。目前，对于休闲区的绿化仅限于美观，管理粗放，只注重满足人们的视觉感受，而很少考虑到保健型观赏植物的应用。特别是在人流集散区，大量的汽车尾气、病菌，给人的健康带来威胁。在这样的场所，更要注重保健型观赏植物的应用和搭配，以减少空气污染，为人们营造舒适的环境。

3.2.1　广场和公园

在广场和公园的外围，宜尽量使用具有杀灭细菌、吸收毒气、阻滞尘埃等功能的树种。在种植方式上，多行列植可起屏障作用，尽量使休闲区域形成一个小环境，适当的时候可以人工堆坡，塑造地形。例如在场地与公路之间，可采用对二氧化硫有抗性、有吸收能力并可阻滞尘埃的植物，使之形成防护带。这类植物主要有棕榈、桂花、夹竹桃、栀子花等。

3.2.2　旅游风景区

长期的生活压力使人们越来越需要亲近自然，在大自然中排解和释放压力，也正因为此，保健型的度假区正在慢慢走进人们的生活。目前流行的森林浴、生态旅游、田园农庄等基于保健型园林理论而推出的项目备受人们青睐。

森林浴通过人的肺部吸收森林植物散发出的具有药理效果的植物精气，刺激人的植物性神经，帮助人稳定情绪，调节内分泌，改善身体状态，促进身心健康。植物精气的主要成分大致相同，在最有生理功效价值的单萜烯含量方面，裸子植物比被子植物高，而非萜烯类则比被子植物低。同时，森林植物对阻挡、过滤和吸附尘埃也具有显著的作用。

德国有专家研究指出：清新的空气以及散发自树叶、树干的天然烟雾，对于支气管哮喘、肺部矽尘所引起的炎症、肺结核等的治疗效果优于化学合成的人工化喷雾式药剂，可与现代医术并用不悖。在林间落叶厚盖的小径中步行有助于消除病痛。树叶颜色与形状的变化，扶疏幽木、潺潺水声、花香鸟语等令人心旷神怡，对于镇静自律神经特具功效，也可以启迪智慧，诱发艺术美感。苏联时期列宁格勒大学的杜金教授发现：森林植物经常散发"芬多精"，用以杀死空气中的细菌、病菌等，如在百日咳患者病房的地板上撒放冷杉枝叶，可将空气中的细菌量减至原有的10%。日本神山惠三博士研究认为，伽罗、檀香、沉香等发出的香气可使人心平气和，情绪稳定。空气负离子原理认为，森林中山溪、瀑布、喷泉的四溅水花，以及太阳的紫外线等，均可产生无数的负离子，这些负离子大部分被氧气所获得，因此又称"负氧离子"，是"空气维他命"，它们悬浮在空中，对人体健康有益，可镇静自律神经，消除失眠、头痛、焦虑等，有益于呼吸器官和肺机能，增进人体的血液循环与心脏活力，减轻高血压和预防血管硬化，促进全身细胞的新陈代谢，美颜及延年益寿，等等。

除此之外，植物还能产生人体需要的大量维生素、微量元素和水蒸气，增加空气湿度，消除静电。森林浴区的植物选择主要为呼吸保健型，并可适当选择感官保健型。宜在充分考虑组成环境的各个因素以及这些因素同保健植物之间、不同种类植物之间关系的基础上，合理配置，组成稳定、和谐的保健植物群落，以创造出优美的植物景观。

3.2.3 其他方式

保健植物专类园是保健植物引种、栽培的试验基地。宜选择保健价值较高的芳香呼吸型保健植物，同时配以一定比例的观赏价值较高的景观视觉型保健植物，争取实现季季有花、四季有景、天天有香。保健植物专类园比较适合配置在植物园、综合性公园等公共绿地区域。较为理想的种类有香气浓郁、无刺激性异香的蜡梅、玫瑰、桂花等。

3.3 营造保健型学校开放空间

近年来，全国各地的学校都加快了校园建设，更有许多城市先后兴建了大学城，校园中的建筑群便成为众多学科倾注心血的焦点，也往往成为学校的标志，而校园中的户外开放空间则常被看成是评价建筑美学价值的构图要素，而少有谈及作为大学主体的人是如何感知、评价和使用这些空间的。大学校园只有具备了能够激发好奇心，增进学生的求知欲望，同时又能为促进随意交流和谈话提供良好的环境，它所营造出的校园氛围才具有真正广泛意义上的教育内涵。

校园生活在很大程度上发生在既定的开放空间，如早晨学生多在运动场及运动场周围的公共开放空间活动，而课间学生则多在邻近教学楼的室外空间活动。在学校这种学习氛围浓厚的环境中，室外随意性的交流往往是学习知识的良好时机，因而在校园规划中既要考虑为正常的教学活动提供空间场所，更要支持这种户外交流和学习，这也许正是校园空间设计与市政空间设计的不同点。很多人都会有这样的体验：在建筑内部我们会感到应该做点什么或完成某项工作，而在建筑外部则可以什么都不做，使整个身心放松下来，去关注一些自己喜欢的事情，因而在建筑外部容易产生从紧张的工作学习中解脱出来的平静感。

针对人们在校园中的活动类型和特点，在校园规划中，户外公共开放空间的设计应作为校园规划的重要内容给予关注。最受学生喜爱的校园开放空间就是自然空间，在这些自然空间的设计中，应保留部分或全部种植边界，从而使休息者能找到空间边界坐下来，因为校园开放空间和其他所有的开放空间一样，人们喜欢坐在空间边缘，获得依靠，而且是健康的依靠，学生能够闻到花香，听见声响，看见色彩斑斓，身心因此而受益。

总之，从使用者的角度考虑，按照"以人为本"的原则，重视校园开放空间的健康景观营造，为师生的学习、休闲、思考、集会以及娱乐等活动提供物质空间条件，不仅有助于美化校园环境，更可以使人们置身于优美的环境中，心情舒畅，从而提高学习和工作的效率。

🌳 小 结

改革开放四十年间，我国城市景观建设呈现勃勃生机，健康的城市景观是提升民生福祉的重中之重，但是目前景观建设对保健植物的应用尚不够充分。因此，整理和发掘保健型观赏植物资源，并把它们应用到城市开放空间健康景观的营造中，是增进民生福祉之举。

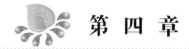

第 四 章

康健园艺的二十四节气"处方"

"二十四节气"是中国人通过观察太阳周年运动，认知一年中时令、气候、物候等方面的变化规律所形成的知识体系和社会实践，是中国传统历法体系的重要组成部分。二十四节气反映着物候特征，自然界的一切生物都与节气变化密切相关，其不仅指导着传统农业生产和日常生活，也是中国传统养生保健的指南。

第一节 二十四节气的由来及保健要点

 1 二十四节气由来

二十四节气起源于黄河流域，远在春秋时代，先民就定出了仲春、仲夏、仲秋和仲冬等四个节气。在之后的不断改进与完善过程中，到秦汉时，二十四节气已完全确立。公元前 104 年，由邓平等制定的《太初历》正式把二十四节气订入历法，明确了二十四节气的天文位置。2016 年 11 月 30 日，我国的"二十四节气"被列入世界非物质文化遗产名录。

二十四节气的划分充分考虑了季节、气候、物候等自然变化规律，二十四节气中反映四季变化的有八个节气：立春、春分、立夏、夏至、立秋、秋分、立冬、冬至。"立"是开始的意思，表示四季从此日开始。"分"是半的意思，即把春季、秋季分成两半，这一天又是昼夜平分、昼夜相等的时候。"至"是到的意思，表示炎夏或寒冬已到来。夏至日太阳几乎直射北回归线，这一天是全年中白天时间最长、黑夜时间最短的一天。二十四节气中反映气温变化的有五个节气：小暑、大暑、处暑、小寒、大寒。"暑"是热的意思，"寒"是冷的意思，大暑是比小暑更热的时候，大寒是比小寒更冷的时候。"处"是躲藏的意思，表示炎热的天气从此终止而躲藏起来。二十四节气中反映降水变化的有七个节气：雨水、谷雨、白露、寒露、霜降、小雪、大雪。"雨水"是指降雨开始，雨量将增加。"谷雨"是指降雨增加，百谷生长。"白露"是指空气中的水汽在地物表面冷凝成比较浓厚的白色露水。"寒露"是指露水寒冷，将凝结成冰。"霜降"是指开始降霜。"小雪""大雪"是指我国北方开始下雪和地面积雪。二十四节气中反映物候的有四个节气：惊蛰、清明、小满、芒种。"小满""芒种"反映的是有关作物的播种和收成情况；"惊蛰""清明"反映的是自然物候现象，特别是"惊蛰"，有向天地万物通报春回大地的信息之意。二十四节气中的每个节气都反映其所处时间段的天气、物候，从而指导人们按照自然规律生活、劳作、养生。它的科学价值和丰富内涵，提醒着人们要尊重自然规律，与自然和谐相处。

2　二十四节气养生要点

二十四节气养生是中国几千年沉淀流传下来的智慧养生文化，我国古典医学名著《黄帝内经》就指出了"天人相应"的养生观，其中谈到：养生就是养四季，四季养生的原则就是春夏养阳、秋冬养阴，春生、夏长、秋收、冬藏，顺应四时、阴阳的变化，这是万物得以存在的根本。人不能脱离天地气息而存在，人体的五脏六腑、四肢九窍、皮肉筋骨等器官或组织的机能活动无不受二十四节气变化的影响。明代医学家张景岳将其归纳为："春应肝而养生，夏应心而养长，长夏应脾而养化，秋应肺而养收，冬应肾而养藏。"说明只有顺应了四时、阴阳的规律去生活，人才能获得健康。

二十四节气养生分为四个部分：春季养生包括立春、春分、雨水、惊蛰、清明、谷雨这六个节气，夏季养生包括立夏、小满、芒种、夏至、小暑、大暑这六个节气，秋季养生包括立秋、处暑、白露、秋分、寒露、霜降这六个节气，冬季养生包括立冬、小雪、大雪、冬至、小寒、大寒这六个节气。依据节气的变化规律，在日常生活中四季的养生主要体现在起居、饮食、运动等方面，在不同的节气，人们依据不同的气候条件做出相应的调整变化（表4-1）。

表4-1　二十四节气养生要点

节气特点	行为指南	饮食指南	活动建议
春季（包括立春、春分、雨水、惊蛰、清明、谷雨）是万物生发的季节，植物开始萌动，人亦如此	须做到晚睡早起，在庭院散步，尽量舒缓身体，戒怒戒忧，心胸开阔，从而使神志随春天的生发之气而畅然勃发，保养肝脏	多吃一些温补阳气的食物，少吃酸味的东西。因为肝主春，五味中酸味入肝，具有收敛的作用，不利于阳气的生发	做一些缓和的运动，如放风筝、散步、慢跑、打太极等，不宜运动到大汗淋漓、气喘吁吁的样子，因为这样会消耗阳气
夏季（包括立夏、小满、芒种、夏至、小暑、大暑）自然界草木繁茂，天地之气相互交融，阳气旺盛，植物开花结果，长势旺盛	应晚睡早起，防暑热、防湿邪，保持心情愉悦、精神饱满、不要愤怒，保养心脏	饮食宜清淡，炎夏的饮食应以清淡质软、易于消化为主，少吃高脂厚味及辛辣上火之物。主食以稀为宜，如莲子粥等，还可适当饮些清凉饮料，如酸梅汤、菊花茶	夏季运动量不宜过大，不能过于剧烈运动，以温和运动至少许出汗为宜，以免运动量过大、出汗过多而损伤心阴。夏季依然坚持锻炼身体的人可以选择练太极拳、自然养生操等动静相兼的运动项目；游乐宜清幽，不可远途跋涉，应就近寻幽，可以到繁茂的园林里去散步
秋季（包括立秋、处暑、白露、秋分、寒露、霜降）是万物成熟、平定收敛的季节	这时人们应该早睡早起，养生应注重"平和"二字，把保养体内的阴气作为首要任务，使情绪保持安宁，以减少秋季的肃杀之气对人体的侵害，注意保护肺脏	秋季膳食要以滋阴润肺为基本原则，此外，还应适当多吃一些酸味果蔬，少吃辛辣刺激食品，这对护肝益肺是大有好处的	快步走、练瑜伽、跳跃性运动，幅度尽可能大地摆动和舒展手臂，就是最简单方便的排毒运动，它可以刺激淋巴、降低胆固醇和高血压。秋季宜多接地气，要多走进大自然的怀抱，到田野和公园漫步，这样有助于养阴

续表

节气特点	行为指南	饮食指南	活动建议
冬季（包括立冬、小雪、大雪、冬至、小寒、大寒）是草木凋零、生机闭藏的季节，此时水结成冰、地冻而裂	这时人们不要扰乱体内的阳气，应该早睡晚起。要使情绪平静伏藏，避开寒冷、靠近温暖，注意保护肾脏	冬季养生应顺应自然界闭藏之规律，以敛阴护阳为根本，养精蓄锐，适时进补。重要原则是养肾防寒，饮食以滋阴潜阳、增加热量为主	冬季耐寒锻炼有益于人，对人体的心血管、呼吸、消化、运动、内分泌系统都有帮助，散步、慢跑、滑雪是适宜在冬季开展的运动。此外，室内运动也比较适合在冬季进行，以防寒保暖

 3　常用的身心健康测评方法

从前述我们对健康的定义可知，一个人的身心健康包括生命的活力与平稳的情绪、良好的社会适应能力。那么，如何判断自己是否健康呢？除了可以由医务人员通过各项检查做出判断之外，我们还可以用一些日常简单的方法来测评。

3.1　自我主观感觉

没有谁能比我们自己更了解自己的身体，可以通过自我观察、自我感觉来了解自身机能水平，以判断自己是否有不适或者亚健康。

3.1.1　精神状态

精神状态反映了整个机体的功能状态，尤其是中枢神经系统的状态。身体健康者，精神状态良好、精力充沛、心情愉快、积极性高。亚健康或不健康者往往精神不振、疲倦乏力、头晕及容易激动、对事物不感兴趣，表现为冷淡或厌倦等，甚至还会高频出现焦虑、紧张、恐惧、绝望等负面情绪。

3.1.2　睡眠

身心健康的人，睡眠应该是良好的，表现为入睡快、睡得熟、少梦或无梦，醒后精神状态良好。如果长时间出现睡眠不佳，如失眠、易醒、睡眠不深、多梦、嗜睡或清晨醒后精神不佳等，一般表示健康状况不佳。记录时可填写睡眠的时间、睡眠状况，如"良好""一般""不好"（如失眠、多梦、易醒等）。

3.1.3 食欲

健康人的食欲应当良好。如果在正常进食时间内出现食欲减退，表明健康状况不良或有其他干扰，应做进一步检查及观察。记录时可填写"食欲良好""一般""不好""厌食"等。

3.1.4 排汗量

排汗量的多少与气温、湿度、饮水量、衣着有关，也和人的身体机能状况、神经系统紧张程度、运动负荷等有关。如果在适宜的外界条件和适宜的运动负荷下大量出汗，或安静时出汗，甚至夜间盗汗，表明身体机能状况不良、健康状况下降或近期运动负荷过大。

3.2 客观检查日常方法

3.2.1 生理健康常规检查项目

主要有心率、脉搏、血压、体重、氧饱和度、呼吸频率等。

3.2.2 心理健康常规检查

心理健康是一种高效能的、满意的、持续的心理状态，也包括稳定的、充满活力的、积极发展的心理状态。心理健康是指人的基本心理活动的过程内容完整、协调一致，即知、情、意、行、人格完整协调，能适应社会。而我们每个人的心理健康水平也是不同的，这与我们的个人生活环境和性格有很大关系。因此，对于心理健康的测评，不像生理健康那样可以用仪器进行单纯的数字化测量，它还包括许多经验值。但是也并非完全不可测量，我们可将心理状态大致分为以下三种来进行评估：

一般常态心理：性格较开朗，能很好地控制情绪；适应及承受能力较强，能较好地完成同龄人发展水平应做的活动。

轻度失调心理：性格孤僻，不能与周围的人很好地相处，不能很好地独立完成工作。应请教专业人士适当加以指导，久之可恢复。

严重病态心理：情绪严重失调，不能自控，并长期处于焦虑、痛苦等消极情绪中难以自拔，久之会对精神及身体造成很大危害，应尽快予以专业的治疗。

本节在附录中列出了几个常用的简易情绪量表，以供读者参考自评，或者在专业人士带领下进行测评。

第二节 康健园艺活动"处方"设计

"处方"的概念源自医学，取其对症应用之意借用于此，故而加双引号，以区别于医学意义上的处方。本书康健园艺"处方"的概念是：康健园艺专业人员，对从事康健园艺的目标对象，根据医学检查资料，按其健康、体力以及情绪状况，用处方的形式规定康健园艺的活动种类、活动强度、活动时间及活动频率，并给出活动中的注意事项。康健园艺"处方"是指导人们有目的、有计划和科学地运用园艺活动获得身心健康的一种方法。

1 康健园艺"处方"构成的基本要素

康健园艺"处方"有不同的种类，但都必须具备构成康健园艺"处方"的基本要素，即一个完整、科学的康健园艺"处方"必须有明确的目的，根据活动目的和身心状态选择适当的康健园艺活动种类、活动强度、活动时间及活动频率五大要素。

1.1 康健园艺的目的

目标对象根据自身的身体状况和个人意愿而确定的康健目标即为康健园艺的目的。康健的目的建立在需要的基础上。根据需要的不同类型，康健园艺"处方"所列的目的主要有以下方面：

1.1.1 改善情绪，调节心理状态。

1.1.2 提升专注力，提高工作效率。

1.1.3 缓解压力，提高生活质量。

1.1.4 促进生长发育，增强体质，防止疾病。

1.1.5 保持活力，延缓衰老。

1.1.6 丰富文化生活，增进社会交往。

1.2 康健园艺种类

康健园艺的活动种类是指康健园艺所采用的园艺活动形式，其是确定康健园艺"处方"性质的重要因素，必须根据活动目的和时令节气来选择活动的种类。具体的活动种类按园艺植物材料分，主要有与蔬、果、花、茶、桑、药等植物相关的活动；按园艺操作分，主要有春季植物繁殖、夏季植物栽培管理、秋季植物采收、冬季植物贮藏等活动；按园艺产品的制作加工分，主要有花草茶饮制作、果酱果干制作、干花制作、园艺植物工艺品制作等活动；按人体对园艺植物及园林环境的五官感受分，主要有赏看、嗅闻、聆听、触摸、品尝等活动。

1.3 康健园艺的活动强度

康健园艺的活动强度主要是指在康健园艺实施过程中，诸如园艺操作类的挖掘、栽种、搬运等运动的负荷强度，即个体在单位时间内所移动的距离或速度，或肌肉在单位时间内所做的功。

康健园艺"处方"中负荷强度的设定，以控制在人体有氧代谢工作的范围内为原则。即按肌肉工作相对强度分类中的大强度、中等强度以下的负荷强度，或按运动供能特点分类中有氧代谢供能为主的运动。具体而言，青壮年可以进行个体酸阈强度以下的有氧运动，中老年则只适宜中等以下强度的有氧运动。若以心率为指标，则必须低于有氧工作心率范围，一般人以相当于本人最大心率的60%~85%为宜，中老年人以在本人最大心率的60%~75%较为适宜。

1.4 康健园艺的活动时间

康健园艺的活动时间是指每次康健园艺活动持续的时间，是组成康健园艺活动量的重要因素。人体从相对安静状态进入适宜强度的运动状态，需要通过一段时间的运动，才能克服生理惰性，激发活力。一般康健园艺的活动时间是以完成一个完整的园艺操作阶段来设计，比如一次上盆、一个插花创作、一次压花书签制作等。但是具体活动时间的长短也是因人而异的，应根据所需达到的目的、所选择的活动内容以及目标对象的身心状况而定。

1.5 康健园艺的活动频率

康健园艺的活动频率通常指每周康健园艺活动的次数。园艺康健的效果是在每次康健园艺活动对人体产生的良性作用的逐渐积累中显示出来的，是一个从量变到质变的过程，所以必须经常开展与花木相关的园艺活动，甚至使园艺成为生活中的一种习惯。如果以健身或康复为目的，一般人的康健园艺活动频率以每周 3 次以上为适宜，同时还应结合每次康健园艺活动的强度、持续的时间、个人的身体情况，以及对活动的适应能力等因素综合考虑。如果每次活动量不大（但要达到锻炼效果的最低限度），也可适当增加频率，只要没有疲劳的积累，对身心健康是有益的，每天都应接触并照护花木一次甚至两次，使园艺成为生活的组成部分，成为每天生活中的习惯性活动，久而久之就会有良好的效果。

2 康健园艺"处方"设计的基本原则

2.1 因人而异的原则

康健园艺活动"处方"必须因人而异，切忌千篇一律，应根据每一个目标对象的具体情况制定出符合个人身体客观条件及要求的园艺活动"处方"。同一个人在不同的功能状态下，其园艺活动"处方"也应有所不同。

2.2 有效性原则

康健园艺活动"处方"的制定和实施应使目标对象的功能状态有所改善，在制定园艺活动"处方"时，要科学、合理地安排各项内容；在园艺活动"处方"的实施过程中，要按质、按量认真完成训练。

2.3 安全性原则

在实施康健园艺活动"处方"的过程中，确保安全是自始至终的要求，特别是针对失智者、孩童等目标对象，若超出安全的界限则可能发生危险。康健园艺"处方"应指出禁忌使用的园艺植物材料和活动项目，比如容易引起花粉过敏症的材料、植株有毒有刺的材料等；同时，还应根据目标对象的具体情况合理选择园艺操作类型，比如不能让失智症患者实施需要较强识别能力的复杂操作，也不能让孩童实施有刀、斧等利器的操作等。总之，康健园艺活动的安全性是必须放在首位的。

第三节　二十四节气康健园艺活动

 1　以二十四节气为主线的康健园艺活动

康健园艺的特色在于让人类的健康紧扣园艺的主题，让目标对象参与包括蔬、果、花、茶、桑、药等六大类园艺作物在内的合乎时令的种植、加工、应用活动；同时必须遵循《黄帝内经》所述一年四季人自身调理的原则。根据二十四节气对应的物候变化以及人的饮食起居规律，康健园艺活动可分为静态的设计和动态的设计两大类。

1.1　静态康健园艺活动的设计要点

静态康健园艺活动的设计主要是通过营造刺激人体感官的环境而实现令人身心康健的场所。植物的色彩、形状、气味、肌理会对人产生强烈的视觉、嗅觉、味觉、触觉刺激，而由植物吸引而来的鸟语虫鸣、风吹雨打则会给人带来更多的听觉感受。比如选择二十四节气花信风植物设计色彩疗愈园和芳香疗愈园，不同颜色和形态的花、叶可提供不同的视觉效果，给人带来启迪和向往。色彩疗愈园中的暖色调表达动、艳、亮，令人精神振奋；中性色配以暖色给人以醒目、雅致之感；冷色调表达静、幽、清的景象，给人以安谧祥和之感。芳香疗愈园利用花、果、叶等所释放的挥发性物质，通过人的嗅觉器官，起到治疗和缓解人的某些不适症状的作用。

在此需要强调的是，由于各地的气候特点以及种质资源不同，各地的花信风植物也不尽相同，设计者必须本着适地适树的原则进行选择搭配。

1.2　动态康健园艺活动的设计要点

1.2.1　结合四季时令的主要园艺操作活动：春季植物繁殖、夏季植物栽培管理、秋季植物采收、冬季植物贮藏。

1.2.2　结合四季时令的园艺产品制作加工活动，如花草茶饮制作、果酱果干制作、干花制作、园艺植物工艺品制作等。

1.2.3　结合四季时令的园艺饮食进补，如以应季果蔬为食材，少吃或不吃反季果蔬；充分挖掘当地特色饮食；等等。

1.3　二十四节气康健园艺活动的内容

表4-2列出了以二十四节气物候特征及康健目标为主线的园艺活动。鉴于中华大地植物种类繁多，且各地的花信风不尽相同，故在"主要观赏花木"一栏中所列的植物以江南地区花信风为主，读者可根据各自所在地区的花信风，因地制宜地选择当地花信风植物素材进行康健园艺活动的设计。

表4-2　二十四节气与康健园艺

节气	节气特点	主要观赏花木	活动类型	康健目标
立春	万物复苏，天气乍暖还寒，气温忽高忽低，气压变化较大	迎春、紫叶李、樱花、桃花	赏花、种植、踏青	保健防病，以养肝为主
雨水	雨水节气前后，万物开始萌动，春天就要到了，雨量渐渐增多	菜花、杏花、李花	赏花、种植	调整心态，做到心情恬淡，开朗豁达
惊蛰	惊蛰前后，各地天气开始转暖，雨水渐多，我国华北地区日平均气温上升至3~6℃，江南一带气温升至8℃以上，西南、华南地区气温一般可达到10~15℃	桃花、棠梨、蔷薇	打太极拳、放风筝、慢跑	重视情志养生，力戒焦躁、抑郁等有害情绪
春分	春分这一天阳光直射赤道，昼夜时长几乎相等，其后阳光直射位置逐渐北移，开始昼长夜短	海棠、梨花、木兰、樱花	挑野菜、簪花活动、种树	使脏腑、气血、精气的生理运动与脑力、体力和体育运动的"供销"关系平衡

续表

节气	节气特点	主要观赏花木	活动类型	康健目标
清明	清明一到，气温升高，雨量增多。此时除东北与西北地区外，我国大部分地区的日平均气温已升到12℃以上，到处是一片繁忙的春耕景象	桐花、麦花、柳花	踏青、赏花、扫墓祭祖	预防春瘟，注重调理情志
谷雨	谷雨前后，天气较暖，降雨量增加，有利于春季作物的播种和生长	牡丹、绣线菊、白皮松、槐花	踏青、慢跑、放风筝	谨防花粉过敏及风湿病等复发
立夏	立夏前后，南方地区南部刚进入夏季，华南其余地区的气温为20℃左右，属暮春时节。立夏前后，南方气候炎热，雷雨增多；而华北、西北等地区气温回升较快，但降水仍然偏少	蔷薇、丁香花、石榴、杜鹃	散步、慢跑、打太极拳	养护心脏，保持神清气和、心情舒畅，切忌大喜大悲
小满	在小满节气到芒种节气期间，全国各地渐次进入夏季，南北温差进一步缩小，降水进一步增多	鸢尾、无患子、南天竹、枣花、枇杷	练"小满四月坐功"	心火也偏旺，养护心脏，宜避免脾气暴躁、烦躁不安
芒种	从芒种节气开始，气候炎热，雨水增多，湿度变大，北方进入雷雨、阵雨天，南方则进入阴雨连绵的梅雨天，天气异常湿热	合欢、小叶女贞	制作养生茶	精神保持轻松愉快的状态，避免恼怒、忧郁
夏至	夏至日也是一年中正午太阳高度最高的一天，从这一天开始，气温将继续升高	木槿、臭檀、栾树、梧桐、牵牛花、蜀葵、白兰花	水边散步、慢跑、打太极拳	以养阳为主，注意遮阴
小暑	江淮流域梅雨即将结束，盛夏开始，气温升高，并进入伏期，天气炎热，骤雨增多	荷花、茉莉、薄荷	散步、打太极拳	保持心静，不宜久坐木质坐凳，避免诱发痔疮、风湿和关节炎
大暑	大暑正值"中伏"前后，全国大部分地区进入一年中最热的时期，经常会出现40℃的高温天气，而且全国各地温差也不大	紫薇	制作艾叶烟熏，静坐，参加与水相关的活动	预防"情绪中暑"
立秋	立秋后虽然一时暑气难消，仍有"秋老虎"的余威，但总的趋势是天气逐渐凉爽，昼夜温差逐渐明显，往往是白天很热，夜晚却比较凉爽	向日葵	散步、打太极拳、种植蔬菜	驱除"秋乏"，内心宁静、心情舒畅，切忌悲忧而伤肺

续表

节气	节气特点	主要观赏花木	活动类型	康健目标
处暑	进入处暑后,我国大部分地区雨季即将结束,降水逐渐减少	桂花、玉簪、三角梅、凤仙	放河灯、赏叶	滋阴,提高御寒能力
白露	进入白露节气后,冷空气分批南下,往往带来一定范围的降温,常常是白天温度仍达三十几度,而夜晚时就下降到二十几度,昼夜温差可达十多度	石蒜、葱兰、牵牛	踢毽子、打太极拳	收敛神气,保持心境平和
秋分	秋分时节,我国大部分地区已经进入凉爽的秋季,南下的冷空气与逐渐衰减的暖湿空气相遇,产生一次次的降水,气温也一次次地下降	桂花	登山、放风筝	动静结合,保持心神宁静
寒露	秦岭及其以北的广大地区均已进入秋季,东北进入深秋,西北地区已进入或即将进入冬季	大丽花	登山、慢跑、散步	养阴防燥、润肺益胃
霜降	寒露以后,北方冷空气已有一定势力,我国大部分地区在冷高压控制之下,雨季结束。天气常是昼暖夜凉,晴空万里,一派深秋景象	木芙蓉	登山、慢跑、散步、赏叶	动静结合,保持心神宁静
立冬	立冬时总的气候特征是阳气潜藏,阴气盛极,草木凋零,蛰虫伏藏,万物活动趋向休止,逐渐进入冬眠状态	菊花	静态运动、冥思、打太极拳、赏菊	养阳气,保持情绪的安宁
小雪	气温下降,逐渐降到0℃以下,但大地尚未过于寒冷,虽开始降雪,但雪量不大	一品红	散步、赏雪	补虚养阳
大雪	天气变冷,雪量增大	蜡梅	赏雪	养阴益精
冬至	冬至期间,西北高原平均气温普遍在0℃以下,南方地区也只有6~8℃	山茶	散步	防寒养肾
小寒	我国气候开始进入一年中最寒冷的时段	梅花、水仙、山茶	散步、慢跑	防寒养肾
大寒	大寒是我国大部地区一年中最冷的时期之一,特点是降水稀少、气候比较干燥,常有寒潮、大风天气,呈现出冰天雪地、天寒地冻的严寒景象	兰花、冬樱花	慢跑、登山、打太极拳	冬季闭藏

2　康健园艺的实施程序

从前述章节我们得知，康健园艺与职业园艺的最大不同之处在于，职业园艺是以园艺植物为关照对象的活动，而康健园艺则是以人为关照对象的活动。比如，同样是插花活动，职业园艺主要就是考量该插花作品的立意构思、选材构图、表现技法等的优劣；而康健园艺考量的则是参与人群评估的准确性、设计活动的目的性、活动结果的有效性等指标。因此，在每一次实施康健园艺之前我们都要"对症设计"，即针对不同的人群、不同的问题，设计不同的园艺活动。一个完整的康健园艺的实施必须有评估目标对象、制定康健目标、设计康健园艺活动、实施康健园艺活动、评价活动效果五个步骤。下面我们以针对考试焦虑的人群而设计的一个园艺活动为例来阐述康健园艺的实施程序。

2.1　评估目标对象

了解目标对象的基本资料，如家庭环境、生活学习背景以及涉及考试焦虑相关的不良情绪、身体状况等资料。主要了解目标对象出现考试焦虑的原因，一般来说，其原因主要有自我期望过高、不够自信、准备不足、性格有易焦虑倾向，以及存在外部环境压力等。

2.2　制定康健目标

根据所获得的目标对象的信息，评估其考试焦虑程度，根据对象的具体要求制定不同等级的康健目标，如：中短期，在学期考试中不再焦虑；长期，面对重大考试比如高考、英语四六级考试、托福、雅思等时均不再焦虑。

2.3　设计康健园艺活动

根据恢复性环境理论，人处在自然环境里容易放松。因此，康健园艺活动的地点宜选择康复花园或者庭院花圃等场所，设计的园艺活动是先让目标对象释放压力，轻松起来，进而再通过园艺活动的操作达到缓解焦虑的康健目标。

2.3.1　中短期目标——面对学期考试不再焦虑。该阶段的重点在于快速转换环境暂时性平复焦虑情绪，因此先实行五感刺激康健法，实为治标。

2.3.2　长期目标——面对大型考试不再焦虑。该阶段的重点在于通过一个持续性的任务让目标对象在过程中慢慢克服焦虑，从根本上治疗焦虑。具体做法是，基于植物花卉的精神疗愈力理论，结合五感刺激理论，制定让目标对象从播下种子到开花结果，自己培养一盆植物的计划，通过这个计划来治本。

2.4　实施康健园艺活动

2.4.1　五官感知法

视觉平静

可先在园艺庭院里准备冷色和白色植物，营造清爽娴静、肃穆宁静、神圣安详的氛围。带领目标对象来到园艺庭院，欣赏绿色、蓝紫色、白色的植物，让其感受冷色所带来的宁静氛围，以暂时回归平静状态，平复焦躁的心情。

听觉放松

在园艺庭院里，落叶随风发出的瑟瑟声，青草摇曳的沙沙声，雨打芭蕉的滴答声，小鸟的鸣叫声，水流哗哗的汩汩声，均能制造出不同的听觉效果，让人感受大自然的美妙。同时，树木、篱笆、灌木丛对噪声的消减，也营造出宁静松弛的空间，有助于思考和冥想。还可在花园中安装风铃或雨铃，以增强听觉刺激效果。带领目标对象在静坐中感受自然的声音，使其达到松弛心境、平复情绪、暂缓焦虑的目的。

嗅觉调息

花卉所散发的各种袭人香气，可通过人的鼻道嗅觉神经直达大脑中枢，激发人的愉悦感，改善大脑功能，使人平静。花香也可以唤起人们美好的记忆与联想，使人进入冥想状态，从而获得放松。比如使用薰衣草、桂花等香气清新、使人放松的花卉，可让目标对象在花香中调养身心、缓解焦虑。

触觉转移

植物的不同部位如树皮、树叶、花朵、果实、种子等可提供不同的触觉刺激；不同的植物其质感也不同，如平滑、粗糙、绒毛、坚实、薄脆、肉质等。有条件的花园可以种植适宜采摘的花、果、蔬菜等，让服务对象在采摘的过程中获得喜悦感；而且触摸、采摘、拥抱不同质地的植物也有助于暂时转移注意力，让目标对象专心感受植物而不是担心考试，以缓解焦虑。

2.4.2 花木精神疗愈法

培养忍耐力与专注力

康健园艺的对象是有生命的花木，在进行康健园艺活动时要求慎重并有持续性。例如，修剪花木时应有选择地剪除多余的枝条，播种时则应根据种粒的大小覆盖不同厚度的土壤，这些都需要慎重与专注。如果不专心，在栽植花木的过程中去做其他事情，等到想起花木之事而又来栽植时，可能花木已枯萎。因此，长期进行园艺活动，无疑会培养忍耐力与专注力，有了忍耐力与专注力，就能在考试中专心致志而无心焦虑。

培养行动的计划性

何时播种、何时移植、何时修剪、何时施肥……植物种类不同，操作内容不同，则其相应的活动时间与季节亦不同。要实施康健园艺活动，必须先制订计划，至于是写出书面计划还是在脑中进行计划，则是因人而异。此项工作或爱好可增进参与者对植物的感情，树立时间概念，延伸到学习考试中，就能够有计划地复习，增强考试答题的时间观念，从根本上克服焦虑。

增强责任感

采取责任到人的方法，每个目标对象都必须清楚哪些是自己管理的盆花或花坛等。花木是有生命之物，如果管理不当或疏忽，会导致其枯萎死亡。这种照顾生命的重任让参与者认识到哪些是自己不得不做的工作，从而产生并增强责任感。有了责任感，就不会在平时的学习中懈怠，因而也就能考出好成绩，不再焦虑。

树立自信心

看到自己培植的花木开花、结果，乃至品尝到美味的果实，或者受到人们的称赞，会产生欣慰和成就感。这说明自己的辛勤劳作得到了人们的承认，自己在获得满足的同时还会增强自信心——相信自己的能力，到了面对考试时也会相信自己一定能考出好成绩，不去担心多余的事情，不再焦虑。

必要的时候还可以增设目标对象参加重大活动的次数和经历，钝化其对于重大考试的得失心和紧张感，从而完全治愈考试焦虑。例如，可以安排目标对象学习插花，一段时间之后，让其参加一些较为重要的插花大赛，增加历练。经过多次历练之后，其在重大考试面前也就不会过于紧张，从而能够正常发挥。

值得强调的是，在实施康健园艺计划时，应在能力范围内尽量让目标对象亲自动手，如果指导人员动手太多则会使效果减半。同时还应考虑到目标对象的能力与兴趣，使其能够快乐、易于理解地进行操作。

2.5　评价活动效果

在整个活动的实施过程中和实施后，园艺康健师必须用心与目标对象交流，并观察他们在活动中的每一个细微表现；还必须对操作内容、指导方法、实施方案等内容做出评价，只有在此基础上方可设计制定下一次活动实施的内容与目标。而且还必须对目标对象参与园艺活动所产生的行动变化，比如考试焦虑程度变化以及目标完成情况进行评价，根据实际情况评估效果或微调方案。可以根据评价内容采用已有的评价量表或者自制评价量表，在同一个活动计划中要求评价标准必须保持统一。

总之，实施康健园艺，从设计到评估都是针对目标对象所实施的一个动态的、辩证的过程，也是一个充满爱心与关怀的过程。

知识拓展一 二十四节气常见应季食例

二十四节气	菜类	食谱	做法	益处	注意事项
立春（2月3—5日；多吃青绿色蔬菜，补充维生素、矿物质，可解春困、抗毒素）	韭菜	韭菜摊鸡蛋（温阳补阳气）	韭菜150克，鸡蛋2个。将韭菜段放人蛋液中，加盐搅拌，开火倒入锅内，摊至熟即可	韭菜可补阴阳气，促排便，通道菜能强体、补虚	韭菜不易消化，多食助内热，阴虚火旺者不宜多吃
雨水（2月18—19日；多食疏肝健脾的食物，多食新鲜的蔬菜，少油腻，防上火）	小米	小米红枣红豆粥（和脾胃，美容，抗衰老）	红豆洗净浸泡4小时，红枣洗净去核，切成两半。开水中加红豆煮至半熟，再加小米、红枣，煮至烂熟成粥，用红糖调味即可	小米含有大量色氨酸，可养气安神；红枣富含维生素C和铁，可补气养血，美容、抗衰老；红豆健脾利水消肿、消热解毒，三者结合能和脾胃、美容、抗衰老	小便清长者最好不吃或少吃
惊蛰（3月5—6日；饮食清淡、温补以护肝、调血补肝、健脾的甘味食物不可少）	茼蒿	拌茼蒿（健脾，助消化）	茼蒿洗净放人沸水中焯过后沥干，切段，加入盐、香油、蒜末、姜末，醋拌匀即成	茼蒿健脾胃，助消化，补脑，防止记忆力衰退，促进食欲	对茼蒿过敏者慎食

续表

二十四节气	菜类	食谱	做法	益处	注意事项
春分（3月20—21日；多吃防春困、健脾胃的食物，注重饮食的平衡）	春笋	春笋炒香椿（助消化，防积食）	春笋切块，香椿切末，煸炒笋块后倒入少量水，加盐、酱油、香油即可	春笋有助于防治春季干燥引起的上火，帮助清化系统排毒，防止毒素堆积	烹饪前宜先将竹笋汆烫，以除去笋的草酸。皮肤过敏者慎用
清明（4月5—6日；多吃新鲜蔬菜、重清补，柔肝养肺的食物不可少）	荠菜	荠菜豆腐羹（助肝气升发）	荠菜切末；豆腐切丁；干香菇泡发后切丁；竹笋切丁和香菇干一起余熟。油锅烧开后加入水煮开，下入所有材料，再次煮开后加盐，香油勾芡即可	防癌、抗血凝、降血压，利肝和中、明目益胃	荠菜可宽肠通便，便溏者应少食食用，体虚者不宜食用
谷雨（4月19—21日；宜多食清淡养阳，疏肝益肺的食物，防湿邪的食物不可少）	香椿	香椿拌豆腐（避湿邪）	豆腐和香椿洗净焯熟，豆腐切块，香椿切末；在香椿、豆腐中加入盐、香油，拌匀即可	开胃健脾、清热利湿、养肝健胃	香椿属于"发物"，有慢性疾病或遵医嘱不能吃发物的人最好不要吃
立夏（5月5—6日；适量增酸，少食苦，养好心；清热利湿的食物不可少）	芹菜	素炒芹菜（肝血充足又心安）	芹菜择去叶子，洗净切段；干红辣椒切段。锅内倒油烧热，下干红辣椒和姜丝爆香，倒入芹菜段，加盐炒熟即可	降压、清热除烦、平肝利水、清肠通便。芹菜具有护肝养心的作用	血压低者，脾胃虚寒者，腹泻者不宜过多食用

续表

二十四节气	菜类	食谱	做法	益处	注意事项
小满（5月20—21日；小满注重健脾除湿，吃苦尝鲜，清热凉血就选苦菜）	黄花菜	木须肉（排毒祛湿）	木耳、黄花菜分别泡软，洗净；猪肉洗净，切片，滑散；鸡蛋打散，炒香姜末，放入木耳、黄花菜翻炒，再放入猪肉片、鸡蛋块翻匀，加盐调味即可	益智安神，祛湿利水，解热除烦，宽胸利气，止血消炎	患有皮肤瘙痒症者忌用；肠胃病患者慎食
芒种（6月5—7日，宜清热、祛湿解暑，多吃清淡食物，稍温辛、肥甘厚味的食物要少吃）	扁豆	莲藕冬瓜扁豆汤（健脾祛湿）	莲藕、冬瓜分别去皮，切块；扁豆洗净，切成段。锅内加适量水煮开后，下入所有材料，再次煮开后改小火煮2小时，加盐调味即可	和中化湿，补脾止泻，解暑除湿，降浊升清	寒热病患者不可食用
夏至（6月21—22日，适当多吃酸、咸、苦味食物，不可因暑热而贪凉）	油菜	虾仁油菜（清热解毒）	油菜洗净切成段；虾仁洗净控干。锅内烧开水，油菜放入焯熟后，捞起控干。油锅烧热爆香蒜末，倒入虾仁炒至变色，放油菜翻炒，加盐、香油，拌匀即可	宽肠通便，排毒防癌，活血化瘀，降脂降压	消化不良，胃病及腹泻患者少食
小暑（7月7—8日；去湿热，防腹泻，多食用消暑祛湿食物，多食酸，杀菌，生津、助消化）	生姜	生姜粥（对抗湿热感冒）	生姜洗净，去皮，切末；大米淘洗干净；枸杞子洗净。锅置火上，放入大米、生姜末煮沸，加入枸杞子，用小火熬30分钟即可	适量食姜能加速血液循环，祛除体内风寒，开胃促消化，杀菌，暖胃祛寒	皮肤病患者，痔疮患者不宜多食

续表

二十四节气	菜类	食谱	做法	益处	注意事项
大暑（7月22—24日；多吃苦，防暑不松懈，多吃些去燥湿健脾的食物，益气养阴的食物不可少）	苦瓜	苦瓜排骨汤（解暑、增强食欲）	苦瓜洗净切块，焯水；排骨切块，锅内加适量水，放入排骨，大火烧开后放入葱段、姜片、料酒，煮30分钟后加入苦瓜同煮，加盐调味即可	增进食欲、促进消化、防癌抗癌、控糖降压	苦瓜中含有奎宁，且性寒，孕妇应慎食
立秋（8月7—8日；多酸少辛，忌生冷，重养肺，滋阴防暑的食物不可少）	山楂	山楂罐头（滋阴和胃，消食化积）	山楂洗净，去蒂、去核。锅内加水，烧开后加入冰糖熬化，放入山楂，水平后转小火煮10～15分钟即可。将山楂连同糖水倒入容器中，凉后放入冰箱冷藏，随吃随取	健胃消食、活血化瘀、抗衰老、防癌	山楂味道较酸，脾胃虚弱者和胃酸过多者不宜食用
处暑（8月22—24日；防秋燥，清肺热，安神；多食寒凉食品，去秋燥，平补、润补相合）	百合	雪梨百合冰糖饮（润肺止咳，安神除烦）	将雪梨洗净去皮，果肉切成小块；百合洗净。锅内加适量清水，放入雪梨块、百合、冰糖，大火烧沸后转小火煮至百合软烂后离火，待茶汤温热后即可饮用	润肺止咳、宁心安神、美容养颜、防癌抗癌	阴虚体质者应少食

续表

二十四节气	菜类	食谱	做法	益处	注意事项
白露（9月7—9日；养阴润肺，防泻肚，多吃些滋阴润燥的食物，饮食要清淡，维生素不可少）	玉米	松仁玉米（益肺宁心）	青椒，红椒分别洗净，去蒂和籽，切成小丁；玉米粒放入沸水中煮至八成熟，捞出沥干水分。放油烧至温锅上，炸至浓黄色出锅。锅烧热，倒油，下葱花煸香，下青椒丁、红椒丁、玉米粒炒熟，调入盐、白糖，出锅后撒上松子仁即可	降低胆固醇，抗眼睛老花，延缓衰老，防癌健脑	腹胀，尿失禁者不宜食用
秋分（9月22—23日；多吃滋阴生津润肺的食物，养胃的食物不可少）	芋头	芋头粥（益脾胃，调中气）	芋头洗净，去皮，切块，大米洗净后浸泡30分钟，锅内加适量水，加入大米和芋头熬成粥即可	补气益肾，添精益髓，开胃生津，消炎镇痛	食泄胃痛或肠胃湿热者，过敏性体质者，胃纳欠佳者以及糖尿病患者少食
寒露（10月8—9日；多食润肺生津的食物，甘淡滋润的食物不可少）	茄子	清蒸茄子（缓解秋燥）	茄子洗净，去蒂，装入盘中，放在蒸锅里蒸15~20分钟，将茄子取出，倒掉多余的汤汁。用筷子将茄子戳散或者用手将之撕成细条，加入生抽、蒜末、盐、香油拌匀即可	散血止痛，消肿宽肠，抗衰老	脾胃虚寒、体弱者不宜多吃，便溏、哮喘者不宜多吃

续表

二十四节气	菜类	食谱	做法	益处	注意事项
霜降（10月23—24日；少食辛、多食酸；饮食要适量，饮食温度不宜过高）	土豆	酸辣土豆丝	土豆去皮切丝，放入水中浸泡5分钟，控水；青椒、红椒去蒂，切丝。锅内放入葱末、姜末炝锅，加入土豆丝翻抄至半透明，加入青椒丝、红椒丝，醋、盐即可	和中养胃、健脾利湿、补益肺气，保护心血管	土豆产气，易致腹胀、腹痛，腹胀者以及哮喘病患者不宜食用
立冬（11月7—8日；多食用进补养的食物；生冷不食，爆热不宜）	栗子	板栗烧鸡	鸡肉洗净切块，加入料酒、盐腌制10分钟，栗肉晾干。锅内倒油烧至6成熟，将鸡块炸至金黄，加入酱油、料酒、盐、白糖，加适量清水烧开，加入栗肉，焖至熟烂，撒上葱花即可	养胃健脾、补肾强筋、活血、抗衰老	糖尿病患者以及胃酸过多者不宜多食
小雪（11月22—23日；温肾阳，来年阳气增长，增加温热食物，减咸增苦，滋养心）	黑豆	黑豆紫米粥（健肾、益气、补虚）	黑豆、紫米洗净，肉内加适量水，浸泡4小时。黑豆、紫米煮水，煮开后加紫米，再次煮开，转小火煮至酥烂即可	补肾强身、控糖降脂、乌发明目、抗衰防老	消化不良者不宜多食

103

续表

二十四节气	菜类	食谱	做法	益处	注意事项
大雪（12月7—8日；温补避寒，防燥护阴；多吃些温热补益的食物，以滋阴补肾为原则）	萝卜	萝卜羊排汤（温补效果好）	羊排骨洗净，用温水冲净后捞出，去皮洗净，切碎片备用；白萝卜去皮洗净，放入羊排骨块，葱段，姜片、料酒，大火煮沸后改小火炖1小时，加白萝卜片继续煮约30分钟，撒上葱花，加盐调味即可	促进消化，保护肠胃、润肺，增强免疫力	生白萝卜有刺激性，且易产气，所以脾胃虚寒者不宜多食，尤其不宜空腹食用
冬至（12月21—23日；巧进补以积蓄能量，多吃些养阳、润燥、散寒的食物；要增加维生素的摄入）	黄豆	黄豆炖猪蹄（强肾养阳）	猪蹄洗净，剁块，加水，黄豆洗净。油锅烧热，爆香姜片，放猪蹄块爆炒，加黄豆、酱油、盐、清水煮沸后转小火煮熟，调入葱末、胡椒粉即可	通便、降脂控糖、保护血管，补钙壮骨、健脑益智	黄豆易产气，食积腹胀者不宜食用，否则会加重症状
小寒（1月5—7日；养肾防寒，保暖，饮食宜温补，忌爆热，忌寒凉，多苦少咸养心气）	香菇	板栗炒香菇（补肾健脾）	水发香菇片用鸡蛋清、淀粉拌匀，放入开水中煮至六成熟，捞出，沥干。下香菇片滑油至微黄，放板栗片，油菜炒几下，胡椒粉原锅倒倒油烧热，葱花、姜片、蒜片、放盐，加高汤烧开，用水淀粉勾薄芡，淋上香油即可	提高免疫力，延缓衰老，抗癌，降压，降脂	香菇嘌呤含量高，痛风患者不宜多食

续表

二十四节气	菜类	食谱	做法	益处	注意事项
大寒（1月20—21日；温补以防风邪；抗风寒；宜进食少量辛温食物，最冷时要"藏热量"）	茶树菇	茶树菇老鸭汤（滋补暖身）	茶树菇泡发、洗净；火腿切片；大葱洗净、切段；姜洗净、拍散；冬笋洗净、切段、切块，切块，将鸭洗净，放入上述焯水。砂锅中加入清水，食料小火炖3小时后，加盐即可	健脾止泻、补肾滋阴、防癌抗癌	痛风、尿酸过高者不宜食用

知识拓展二　二十四节气康健园艺

 一、活动内容

序号	节气	活动
1	立春（2月3—5日）	土豆轮胎塔
2	雨水（2月18—19日）	苗圃设计
3	惊蛰（3月5—6日）	蛋盒孕育生命
4	春分（3月20—21日）	种海棠树
5	清明（4月5—6日）	青菜种植
6	谷雨（4月19—21日）	制作雨量计
7	立夏（5月5—6日）	迷你蔬菜园
8	小满（5月20—21日）	蝴蝶园地
9	芒种（6月5—7日）	草头娃娃
10	夏至（6月21—22日）	助眠香包
11	小暑（7月7—8日）	热带走廊
12	大暑（7月22—24日）	莎莎园地
13	立秋（8月7—8日）	香草螺旋体
14	处暑（8月22—24日）	园艺礼品袋
15	白露（9月7—9日）	香豌豆帐篷
16	秋分（9月22—23日）	园艺磁铁
17	寒露（10月8—9日）	瓦盆喷泉
18	霜降（10月23—24日）	制作沙漠植物观赏瓶
19	立冬（11月7—8日）	植物标本夹
20	小雪（11月22—23日）	熬制黑豆紫米粥
21	大雪（12月7—8日）	种子马赛克留言卡
22	冬至（12月21—23日）	插花艺术
23	小寒（1月5—7日）	便捷园艺工具箱
24	大寒（1月20—21日）	园艺日志本

二、具体活动步骤

节气	立春（2月3—5日）
活动主题	土豆轮胎塔
活动目标	提升认知能力、社交能力，改善情绪、增进体能
活动材料	4个旧轮胎（在轮胎侧面戳孔）、室外用白色漆涂料、彩色外用漆、油漆刷、大量土壤、种用马土豆
活动时间	60分钟
活动内容	1. 除去轮胎尘土，按照提示涂上底漆并晾干1天。 2. 将第一个轮胎放在事先选好的地点，填满。 3. 确保土豆有两个以上芽眼，放入土中时须保持芽眼朝上。用5~7.5厘米高的土壤覆盖土豆，然后浇水。 4. 在土豆植株长到15~20厘米高时，把第二个轮胎叠放在第一个上面，并添加土壤，使土豆植株始终能看到5~10厘米，每过一段时间重复此操作。
深入探索	探索土豆的起源和功效
节气	雨水（2月18—19日）
活动主题	苗圃设计
活动目标	提升认知能力、社交能力，改善情绪、增进体能
活动材料	浇水软管、喷漆、平头铁铲
活动时间	60分钟
活动内容	1. 展开浇水软管，将它弯成你所设计的形状。 2. 移动软管，确保割草机能沿着苗圃边界工作。 3. 用喷漆标出苗圃的形状，铲出苗圃的边界。
深入探索	苗圃光照面积及植物的适宜光照
节气	惊蛰（3月5—6日）
活动主题	蛋盒孕育生命
活动目标	提升认知能力、社交能力，改善情绪、增进体能
活动材料	记号笔、放鸡蛋的纸板盒、勺子或小泥铲、种子、番茄、辣椒、甜椒、喷雾瓶

续表

活动时间	60 分钟
活动内容	1. 在每个蛋盒内填入土壤。 2. 播入种子，深度控制在一个铅笔橡皮头内。 3. 用喷雾瓶浇水。 4. 幼苗冒出时，将幼苗放置在距离光源 2.5~7.5 厘米处。 5. 制作表格，每日测量幼苗的生长高度。 6. 随着幼苗的长高，逐渐将之远离光源，使光照在幼苗顶端 2.5~5 厘米处，长大后移栽至土壤中。
深入探索	了解番茄、辣椒、甜椒的生长轨迹
节气	春分（3 月 20—21 日）
活动主题	种海棠树
活动目标	提升认知能力、社交能力，改善情绪、增进体能
活动材料	海棠树幼苗、铲子、一袋约 0.02 立方米的腐殖土、连接水源的浇水软管
活动时间	60 分钟
活动内容	1. 在园艺商店选择根系、枝干和叶片完好的海棠树苗。 2. 挖一个深度和树球高度相等、宽度为种球直径 3~4 倍的坑，使树坑呈斜坡型且粗糙，以利于根系顺利生长。 3. 轻移树苗，将树苗放在坑中央。 4. 回填土壤，并填入腐殖土和堆土，每周给树苗浇水。
深入探索	给新种树苗护根的方法
节气	清明（4 月 5—6 日）
活动主题	青菜种植
活动目标	提升认知能力、社交能力，改善情绪、增进体能
活动材料	地温表，铁铲和锄头，弓形铁耙，直径 6~12 毫米的铁管或木管，生菜、菠菜和小萝卜的种子
活动时间	60 分钟
活动内容	1. 测量土壤温度，以 5.5℃ 或以上为适宜。 2. 松土，用弓形铁平整土壤表面。 3. 用铁管或木管压出 6~12 毫米深的犁沟。 4. 均匀播种，间距 5~10 厘米。

续表

深入探索	探索杂交种子后代的生长状况
节气	谷雨（4月19—21日）
活动主题	制作雨量计
活动目标	提升认知能力、社交能力，改善情绪、增进体能
活动材料	直筒塑料瓶或汽水瓶、剪刀、尺子、胶带、油性笔记号笔、衣架
活动时间	60分钟
活动内容	1. 捏住瓶子并剪开。 2. 用尺子测量瓶身，每隔2.5厘米用记号笔做出标记并标出数字。 3. 将衣架弯成3个圆圈，做成塑料瓶的底托。 4. 挂在室外，测量降雨量。
深入探索	测量苗圃的降雨量
节气	立夏（5月5—6日）
活动主题	迷你蔬菜园
活动目标	提升认知能力、社交能力，改善情绪、增进体能
活动材料	棍子或竹竿（1根长竿，1根短棍）、细绳（长度超过60厘米），西红柿、灯笼椒、芹菜、黄瓜、泥铲等
活动时间	60分钟
活动内容	1. 在一块空地的中央插入相对较长的那根竹竿，将细绳绑在长竿上，再将竹竿捆在靠近地面的地方，把较短的那根连接在细绳的另一头，拖动木棍画圆，将圆形分成4等分。 2. 初夏种下西红柿、灯笼椒、芹菜、黄瓜。 3. 用木桩固定西红柿植株，防止其倒下。可以制作番茄支架。
深入探索	了解西红柿、灯笼椒、芹菜、黄瓜
节气	小满（5月20—21日）
活动主题	蝴蝶园地
活动目标	提升认知能力、社交能力，改善情绪、增进体能
活动材料	《蝴蝶指南书》或著名蝴蝶网站、寄主植物和蜜源植物
活动时间	60分钟

续表

活动内容	1. 在网站上浏览查询，找到被吸引到你园地的蝴蝶品种，选择常见蝴蝶，制作表格，第一栏写下蝴蝶名称，第二栏写下寄主植物名称，在第三栏列出这种蝴蝶的蜜源植物。 2. 列出蝴蝶园植物，筹集寄主植物或者蜜源植物。 3. 选择朝南的场地，将黏土碟子放置在蝴蝶园中，注入沙子和食盐，并注满清水，给蝴蝶饮用。 4. 栽培蜜源植物
深入探索	了解蝴蝶的蜜源植物
节气	芒种（6月5—7日）
活动主题	草头娃娃
活动目标	提升认知能力、社交能力，改善情绪、增进体能
活动材料	一双中筒尼龙袜、宽口水杯、调羹、草籽、土壤、塑料眼镜、防水胶水、各种颜色的毛毡或者泡沫材料、油彩笔、小瓦盆、小碗、塑料或者纸质的杯子
活动时间	60分钟
活动内容	1. 用尼龙袜裹住杯口，放入草籽。 2. 把土壤倒在草籽上，然后扎紧尼龙袜。 3. 给草头娃娃粘上五官。 4. 将草头娃娃的脑袋放在水上，将尼龙"蜡烛芯"放入纸杯中。 5. 将草头娃娃放到阳光下，一个星期内它就会发芽了。
深入探索	探索高羊茅草
节气	夏至（6月21—22日）
活动主题	助眠香包
活动目标	提升认知能力、社交能力，改善情绪、增进体能
活动材料	薰衣草、洋甘菊、蜜蜂花、玫瑰花瓣、麻绳、回形针、5块20厘米见方的布料
活动时间	60分钟
活动内容	1. 把香草、布料和麻绳放在工作台上。 2. 从每种香草花中拿出几瓣花，把它们放在布料的中央。 3. 收拢这块布料的四个角，用麻绳扎紧。在麻绳上添加一根小小的薰衣草纸条作为装饰。
深入探索	探索芳香精油

续表

节气	小暑（7月7—8日）
活动主题	热带走廊
活动目标	提升认知能力、社交能力，改善情绪、增进体能
活动材料	大花盆、土壤、泥铲等，热带植物
活动时间	60分钟
活动内容	1. 在花盆内添加土壤，使土壤略高于整个花盆的一半。 2. 将热带植物种在花盆中央，将其他植物种在花盆前部。 3. 定时浇水。
深入探索	探索用花盆种植植物和在田地种植植物的效果
节气	立秋（8月7—8日）
活动主题	香草螺旋体
活动目标	提升认知能力、社交能力，改善情绪、增进体能
活动材料	50~60块砖头，土壤、碎石、沙子，栽培在香草螺旋体中的香草，如鼠尾草、迷迭香、洋甘菊、茴香、牛至、百里香、欧芹等
活动时间	60分钟
活动内容	1. 在草地上铺一层纸板和报纸，用以抑制下面野草的生长。纸板和报纸会随着时间的推移而分解腐烂，将香草螺旋体搭建在草地上。 2. 开始搭建螺旋体：在纸板上将砖头首尾相连，略微曲折地搭成直径约为90厘米的圈行。 3. 在这些砖头上继续叠放砖头，同时顺手添上一些碎石和沙子，用碎石和沙子固定砖头和排水。 4. 搭好砖头，在砖头圈内放入栽培香草用的土壤，在土壤中混合一些沙子，种上香草，并浇水。
深入探索	探索香草所需要的光照和微气候
节气	处暑（8月22—24日）
活动主题	园艺礼品袋
活动目标	提升认知能力、社交能力，改善情绪、增进体能
活动材料	大小不同、颜色各异的新鲜叶子，植物标本夹，有手环的综合牛皮纸袋、工艺胶

续表

活动时间	60 分钟
活动内容	1. 根据自己的喜好，在礼品袋上排列好颜色各异的新鲜叶子。小心地拿起礼品袋上的叶子，将它用胶水粘上，到原来的位置，重复这一步。 2. 在礼品袋中放上自己的礼品。
深入探索	认识各种植物叶片
节气	白露（9 月 7—9 日）
活动主题	香豌豆帐篷
活动目标	提升认知能力、社交能力，改善情绪、增进体能
活动材料	120 厘米长的竹竿或类似长度的木棍，橡皮筋，彩色麻绳，割蒲公英的除草机或类似的金属小器械，香豌豆种子
活动时间	60 分钟
活动内容	1. 拿几根竹竿，在距离竹竿末端 7.5 厘米处用橡皮筋捆扎 3~4 圈，直到把竹竿束紧，将彩色麻绳捆在橡皮筋上。 2. 在选定栽种的地点把竹竿散开，使之成圆形，在地上戳几个洞用来插竹竿。 3. 按照种子袋上的说明，在每根竹竿底部撒下 2~3 颗种子，并浇水。
深入探索	探索种皮盔甲
节气	秋分（9 月 22—23 日）
活动主题	园艺磁铁
活动目标	提升认知能力、社交能力，改善情绪、增进体能
活动材料	各种大小的一次性瓶盖、磁铁、防水硅胶、小花朵、小叶片和其他能放到瓶盖中的天然材料，环氧树脂（操作时注意保护眼睛）、废旧罐子和纸杯
活动时间	60 分钟
活动内容	1. 把磁铁粘在各个瓶盖上。 2. 把花花草草摆放在瓶盖中。 3. 缓缓注入环氧树脂，使它注满瓶盖。 4. 放置一个晚上，让环氧树脂干透。
深入探索	制作园艺磁铁建议

续表

节气	寒露（10月8—9日）
活动主题	瓦盆喷泉
活动目标	提升认知能力、社交能力，改善情绪、增进体能
活动材料	5个瓦盆，直径规格从30厘米开始递减；防水胶带，3个直径16毫米的橡皮桌脚垫，防水硅胶剂、橡皮管、喷泉管、小石子
活动时间	60分钟
活动内容	1. 用防水胶带彻底堵住瓦盆底部的排水孔，并用橡皮垫垫上，5只瓦盆之间隔上相等距离，自然晾一个晚上。 2. 把橡胶管连接上喷泉泵的电线，并挂在最大瓦盆的外面。 3. 把第三大的瓦盆倒扣在桌脚垫上，将橡皮管从其排水孔中穿过，再用防水胶带封住排水孔。 4. 把余下瓦盆中最大的那个正面朝上，放在倒扣着的那只瓦盆上，将橡皮管从这个瓦盆的排水孔中穿过，然后用防水胶带堵住排水管的缝隙。在各个瓦盆中放上鹅卵石并放满清水，将喷泉泵插头插入电源插座，确保喷泉能正常工作。
深入探索	探究喷泉原理
节气	霜降（10月23—24日）
活动主题	制作沙漠植物观赏瓶
活动目标	提升认知能力、社交能力，改善情绪、增进体能
活动材料	干净纸张，有盖且开口大的塑料瓶、2杯（490克）碎石，筷子或木棍，虎尾兰、景天等植物的扦插枝条
活动时间	60分钟
活动内容	1. 把白纸卷成漏斗形，将碎石倒入植物观赏瓶，摇晃均匀。 2. 把木炭倒在碎石上，用筷子搅动，使其在碎石上分布均匀。 3. 思考如何排列植物，将扦插枝条浸在生根水中。 4. 把扦插枝条插到植物观赏瓶中。 5. 用筷子把植物的周围压紧。将扦插条插入土壤，除去瓶中的水雾，盖上瓶盖。
深入探索	探究虎尾兰、景天等多肉植物的生长习性
节气	立冬（11月7—8日）
活动主题	植物标本夹
活动目标	提升认知能力、社交能力，改善情绪、增进体能

续表

活动材料	植物叶片或花朵、两块 30 厘米见方的木板、6～10 块瓦楞纸板、略小于 30 厘米见方的报纸、两条帆布腰带
活动时间	60 分钟
活动内容	1. 采集用来压制风干的植物叶片或花朵。 2. 准备制作标本或花朵。 3. 把一片纸板放在木板上，然后在上面铺上两层报纸。 4. 把叶片或者花朵放在报纸上，然后再盖上两层报纸。重复上述操作。 5. 扎紧帆布腰带。
深入探索	制作蜡叶标本
节气	小雪（11 月 22—23 日）
活动主题	熬制黑豆紫米粥
活动目标	提升认知能力、社交能力，改善情绪、增进体能
活动材料	黑豆、紫米、蒸煮锅
活动时间	60 分钟
活动内容	1. 黑豆、紫米洗净，浸泡 4 小时。 2. 锅内加适量水，煮开后加紫米、黑豆再次煮开，转小火煮至熟烂即可。黑豆紫米粥补肾强身、控糖降脂、乌发明目、抗衰防老。
深入探索	黑豆、紫米的养生功效
节气	大雪（12 月 7—8 日）
活动主题	种子马赛克留言卡
活动目标	提升认知能力、社交能力，改善情绪、增进体能
活动材料	重磅纸、剪刀、铅笔、工艺胶、各种陈种子
活动时间	60 分钟
活动内容	1. 把纸折叠成自己所希望的大小，在卡片上写下一句话，用铅笔在便条卡外部画一个图形。 2. 循着图案或图形涂上工艺胶水，把种子撒在工艺胶上，把工艺胶完全覆盖掉。 3. 重复这一步骤，制作完成整张留言卡。
深入探索	了解种子的特征和分类

节气	冬至（12 月 21—23 日）
活动主题	插花艺术
活动目标	提升认知能力、社交能力，改善情绪、增进体能
活动材料	撕去标签的空意面酱玻璃罐、修枝剪、一捆比较直的小树枝、防水的硅胶黏剂、麻绳、锋利的剪刀、鲜花
活动时间	60 分钟
活动内容	1. 用修枝剪把小树枝剪短，令其长度和玻璃罐的高度相同，将之用玻璃胶粘贴在玻璃罐上。 2. 剪下两段 50 厘米长的麻绳，分别缠绕在靠近玻璃罐顶端和底部的地方并打结，以进一步固定小树枝。 3. 在玻璃罐中注入半罐微温的清水。 4. 从花枝上将鲜花呈 45 度角倾斜剪下，以保持吸水面积最大；将鲜花插入玻璃罐中。
深入探索	鲜花花语、如何持久保存鲜花
节气	小寒（1 月 5—7 日）
活动主题	便捷园艺工具箱
活动目标	提升认知能力、社交能力，改善情绪、增进体能
活动材料	木板箱、尺子、油漆刷、电钻和钻头、外用漆、16 毫米规格的编织尼龙绳
活动时间	60 分钟
活动内容	1. 在木板箱两侧从上往下量出 2.5 厘米，然后测量出水平线的中点，做好标记。 2. 在成年人的帮助下，用电钻钻出小孔洞用来挂吊绳。 3. 创意粉刷木箱并风干。 4. 将绳子穿入孔中，打上绳结，放入园艺工具。
深入探索	整理和识别园艺工具
节气	大寒（1 月 20—21 日）
活动主题	园艺日志本
活动目标	提升认知能力、社交能力，改善情绪、增进体能
活动材料	园艺杂志或植物名录、种子名录、泡沫刷、水性密封剂、1 只文件夹、15 张 28 厘米×22 厘米大小的纸、划针、缝针、丝带
活动时间	60 分钟

活动内容	1. 从园艺杂志和植物名录中撕下彩页，用泡沫把水性密封剂刷在彩页上，然后把彩页粘贴在文件夹的正面和背面，让它自然晾干一个晚上。 2. 把一叠方格纸对折，按照其大小裁剪文件夹。 3. 把对折好的方格纸放在文件夹中，用划针戳4个小孔，这4个小孔能穿透所有的方格纸和文件夹。 4. 用缝针从文件夹的外侧把丝带穿进其中的一个孔中，然后从下一个孔中穿出丝带，把丝带打上一个结。重复这个步骤，在另外两个孔中穿上丝带并打结。
深入探索	记录园艺生涯

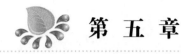

第 五 章

康健园艺的常见适用对象及案例

美国园艺康健协会早期对于康健园艺服务对象的界定主要是以下七类人群：老年失智患者、青少年发育障碍患者、智障患者、肢障患者、精神病患者、药物依赖人群和犯罪改造人群。然而在世界范围内经过近半个世纪的发展，康健园艺的服务对象早已超出了这七大类人群的范畴，目前其适用对象已经普及到了所有愿意通过园艺活动来获得身心健康照护的人群。本章重点以老年人群体、儿童群体和大学生群体为例展开康健园艺的案例介绍及分析。

第一节 老年人群体情绪障碍康健园艺案例

 1 老年人群体康健园艺活动的设计要点

1.1 针对老年人身体机能衰退及行动不便的特点，设计缓慢、温和的园艺活动。

1.2 针对老年人认知障碍、焦虑孤寂的特点，设计刺激感官的园艺活动。

 2 适合老年人群体的康健园艺案例

2.1 针对轻度认知功能障碍老年人群的康健园艺个案日记

笔者在美国田纳西大学（UT）访学期间，在植物科学系 Max Cheng 教授的实验室致力于人与植物互作关系的研究，于 2014 年 12 月至 2015 年 12 月跟随田纳西大学植物科学系康健园艺研究组 Der-

117

rick 老师在 Clarity Pointe™ 记忆护理站从事了为期 1 年的康健园艺实践。我们的服务对象是患有轻度认知功能障碍的老年人群。

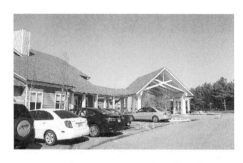

图 5-1　Clarity Pointe 护理站

Clarity Pointe™ 是美国一家专业从事记忆护理的知名机构（图 5-1），旗下有分布在佛罗里达州、田纳西州、俄亥俄州等地区的 8 家分支机构。Clarity Pointe™ 致力于提高阿尔茨海默病和其他失智症患者及其家人或护理者的生活质量，除了在软件上提供专业的医疗护理团队外，在硬件设施方面还有专门为老年人和失智症患者居住环境提供设计、建造和装饰的团队。从开放式的平面、墙体装饰到照明和油漆的颜色，记忆护理站所有设施的细节元素都由专业团队精细设计建造，为护理站的每一位居住者提供了周到细致的引导和抚慰。事实证明，这些建筑或花园独到的循证设计为那些失去记忆的人提供了一个平静、有序而又不失丰富多彩的生活环境。我们的工作就是在这样的环境中展开的。

从学校驱车抵达护理站大概需要半个小时。第一次来到这里就被它温馨祥和的氛围吸引了。说是护理站，可看起来却更像家，一个由多个小家组成的大家。进了护理站的大门后是一个宽敞的接待大厅，前台的后面永远坐着一位衣着得体、面带微笑的女士（图 5-2）。大厅内的装饰颇像一个大客厅（图 5-3），工作人员的办公室位于大厅的一侧。时值圣诞节前夕，办公室雪白的窗框上插满了色彩缤纷

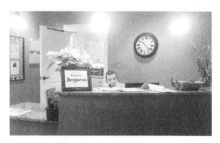

图 5-2　护理台前台

的圣诞贺卡（图 5-4）。长者们的住所则在大厅的另一侧，那也是护理站的核心地带，其他人必须获得准许方能进入。进去后是一个短短的走廊，有几扇门通往护理站不同的部门。我们进入的是长者居室的门，进去后是一条长长的环形走廊（图 5-5），左侧是公共起居室与餐厅、活动室，右侧是每位长者一室一卫的房间（图 5-6），所

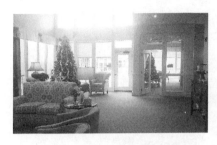

图 5-3　护理站接待大厅

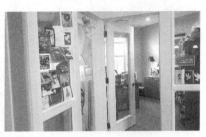

图 5-4　办公室门上的圣诞贺卡

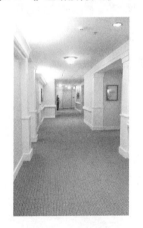

图 5-5　环形走廊

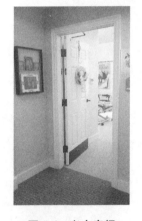

图 5-6　老人房间

有的房门上都挂着各式各样的圣诞节装饰品（图 5-7），有大袜子、有花环。最为重要的是，每位长者的房间门口都有一个相框（图 5-8），里面贴满了家人的照片——这里是他们的全

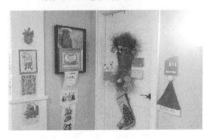

图 5-7　温馨的节日装饰

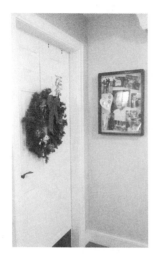

图 5-8　门前装饰和相框

部。这样的设计让长者们能很方便地从房间出来到餐厅，跟在家里需要走过的路程差不多。餐厅与起居室融为一体，只是从区域上进行了划分，类似家里客厅与餐厅的放大版（图5-9）。起居室里的布置也如家中布置一般，

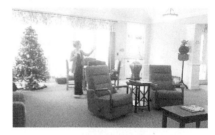

图 5-9　如家的公共客厅

有沙发、方桌、茶几、书柜、壁炉、电视（图5-10，图5-11，图5-12）；靠着落地窗的方桌上摆有象棋，长者们随时可以坐下来走上一盘；坐在沙发里可以透过大大的玻璃幕墙看向户外的花园，墙边的茶几

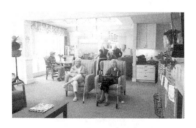

图 5-10　紧邻客厅的餐厅

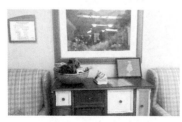

图 5-11　沙发旁的毛线篮

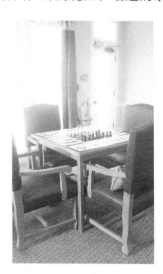

图 5-12　客厅的棋桌

上放着织毛线的箩筐，高兴的话也可以坐下来织上一阵子；起居室有两扇门，一扇通往户外花园，另一扇门后就是活动室，每次康健园艺活动前，护理站的工作人员会在这个门上贴上一纸告示："Derrick 将会在十点半抵达"（图 5-13），而长者们大抵是很乐意看见这张告示单的。待我们抵达时，穿过护理站温馨的接待中心，就能看到长者们或坐着轮椅或推着助步器，已经陆陆续续来到活动室——他们一向很积极地参与园艺活动。

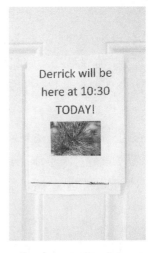

图 5-13　Derrick 的告示

圣诞插花（2014 年 12 月）

这一天离圣诞节只有两周了。在美国，一般过完感恩节人们就开始张罗圣诞节的事儿了，大街小巷、各种店铺门面都能看到圣诞节的元素，我们在这样的氛围中，自然是带着长者们玩起了圣诞插花。当 Derrick 把松枝和冬青叶从箱子里拿出来时，好几位长者的脸上顿时露出了欢欣的表情，眼里闪烁着激动的光芒，想必他们已经感受到了圣诞节的喜悦。而我则负责把插花的玻璃罐子准备好。

长者们被安排为两人一组完成一个圣诞插花，我们一边把材料分发给他们，一边和他们聊天，请每位长者分享一个和圣诞节有关的回忆。大家一边聊天一边插花。正常情况下，互为搭档的两人在边聊边玩的过程中是很和谐的，他们会互相分享自己的故事，并不时商量一下这枝插哪儿、那枝往哪儿放更合适。但也有例外，这天南希和玛利亚的合作就不太愉快。看到这个情况我立刻过去了解情况，原来玛利亚是一位很有主意的老太太，在整个插作过程中她一人说了算，南希一点也插不上手，于是南希索性赌气扭过身子坐到了一边，面露愠色，拒绝与玛利亚合作。在国内，我们有句俗话叫

"老小老小"，就是说老人会像孩子一样，看来美国的老人家也得哄的。我于是拿起一枝冬青递给南希，请教她说："看看这根树枝该插到花瓶的哪个位置呢？"另一边我又把松枝递给玛利亚，请她帮忙看怎么插好看。就这样左边一下右边一下地"哄着"，她俩总算完成了作品。相比之下，苏珊和温蒂两位长者合作得很愉快，花自然也就插得更漂亮（图5-14）。

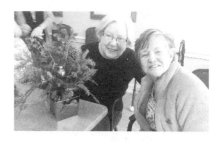

图5-14　我们合作很愉快

嗅觉复苏（2015年1月）

田纳西的冬天一样是萧瑟的。估计是刚过完节的缘故，圣诞节过后的一月尤其冷清。这样的日子和过节期间的热闹对比起来更容易让人感到孤寂。所幸上次活动我们带给长者们插的迎春花枝条已经开花了！黄色的小花安静地开在瓶子里，为这苍白的寒冬带来了几许明媚（图5-15）。

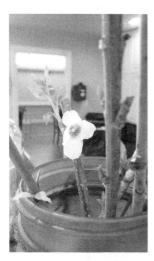

图5-15　寒冬里的明媚

今天的活动是让长者闻香。Derrick准备了很多闻香瓶，里面装满了生活中的气味。对长者们而言，陪伴他们一生、留下最为深刻记忆的不是多么高贵的檀香、沉香，而是那些日常生活中接触最多、最熟悉的气味。在这个没有花香的寒冬，今天带来的是厨房里的各色调味香料。同样是在分发材料的时候请长者们讲故事，接下来我们要做的就是倾听与不时地提醒。米歇尔太太说她最爱肉桂的香味，并与我们分享了一个她第一次用肉桂粉做南瓜汤的笑话；而约翰大叔则更钟情于黑胡椒的气味，他说他每次吃披萨都要多放胡椒粉，否则难以下咽，以至于为这事他曾和太太发生过争执。说到他们那天争执的场景，约翰大叔的眼睛幽幽地望向前方，似乎穿越几十年的光阴回到了过去……就这样在气味的提醒与陪伴下，我们和长者们一道都沉浸在对往事的追忆中。叙述往事的时候，他们是清晰的，那些与气味有关的记忆在他们的大脑中被永恒定格，我期待这一次的闻香园艺活动能够在几个月或者半年抑或更长的时间内，还能够让长者们回忆起来。

乐插红薯、播种春天（2015 年 2 月）

转眼之间来到了 2 月，屋顶厚厚的积雪尽显寒冬的凛冽，而室内柔和的灯光却折射出"冬藏"的温暖。红薯是人类在冬日里常见的食物，积蓄了一整个生长季节的营养全都储存在饱满圆润的块根里，它们足以让人在寒冬里充饥，也为自己的下一世蓄满了生机。

今天康健园艺的活动内容之一是带领长者们扦插红薯块根。Derrick 把红薯切成若干大小均匀的块状，取出一包牙签和一摞玻璃杯，我们把这些材料一一分发给长者们，带着他们把几根牙签插到红薯块里做一个支撑架，然后放在装了水的杯子上方，保持红薯块基部着水。保持这个状态，待一些时日，块根就会长出须根，那时候就可以定植于土壤中等待发芽了。长者们看到平日里煮在锅里、烤在烤箱里的红薯居然还可以这么玩，真是高兴极了。他们仔细操作，对一个红薯块即将成长为一个新的植株充满了期待。在操作过程中我们同样和长者们聊天，请他们讲述和红薯有关的事情。薇薇安奶奶不愧是一位睿智的长者，她边用牙签给红薯块做支撑边跟我说："我们用锋利的刀切它、用牙签使劲儿戳它，它都忍住了，过些日子，它还不是照样能长出新的枝叶、结出新的红薯？"说完对我会心一笑。我知道，这浅浅的一笑，是她对人生的彻悟，是她对数十年中经历、战胜过的无数困苦磨难的超然态度，我于是也对她会心一笑（图 5-16，图 5-17）。

123

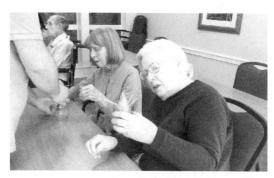

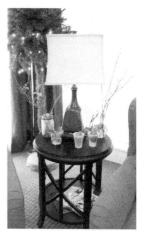

图 5-16　扦插红薯　　　　　　图 5-17　充满生机

插完红薯后我们把带来的百日草种子分发给长者播种。百日草是速生草花，有的品种从定植到开花最快仅需一个半月。这对于希望尽快见到花开的栽培者而言是一个不错的选择。在这样了无生机的寒冬，带着对春天的希望，长者们仔细地往自己的小盆里播撒花种，"冬天来了，春天还会远吗？"而每个人的春天也是需要去播种和经营的。

培植馨香（2015 年 3 月）

诺城的 3 月开始回暖，今天我们带上迷迭香踏上去 Clarity Point-e™ 的路。在 1 月份闻香活动的时候，我们就答应长者，让他们自己种植一些香料植物。当问起长者们这个约定的时候，80%的长者记得两个月前的闻香活动，他们能记起当时闻过什么香料，有的长者还能复述当天和我们分享的故事。当 Derrick 告诉大家今天要种植迷迭香的时候，长者们兴奋极了。南希告诉我，她一直期盼能有一盆自己种植的迷迭香。

我们把迷迭香枝条分给长者，他们要完成扦插的任务。这一次我们是在室内使用操作盘扦插，也是两人一组，分到每个组的是一个大的枝条和每人一小盆扦插基质，要求他们分别从迷迭香大枝上去剪切小的插穗，然后插在放置了扦插基质的小花盆中。这一次南希没有和玛利亚在一组，而是和苏珊分在一组。她们俩合作尚好，有条不紊地轮流从大枝上剪取插穗插在各自的小花盆里，一边操作一边开心地聊天。南希明显比上次插花的时候健谈多了，或许是久违的心愿得以满足让她实在是开心不已，也或许是没有了玛利亚的强势让她轻松不少。

不过今天也出了一点点意外，那就是索菲亚奶奶在扦插过程中竟然用手捏起一小撮基质往嘴里放。幸好护理站的海伦小姐眼疾手快，及时上前拉住了索菲亚的手，我们也很快递上湿巾和漱口水。海伦温柔地拉着索菲亚奶奶的手说："亲爱的，这不是巧克力粉。"边说边用湿巾给她擦手，然后小心地把她搀扶起来，端起漱口水搀着她离开座位。对于失智长者在活动过程中偶发的认知障碍和行为偏离，我们要有充分的准备和应对措施，这个时候切忌大声呵斥和暴力拉扯，温柔与耐心尤为重要。在帮助索菲亚奶奶完成卫生清理后，海伦并没有离开她，而是牵着她到公共起居室的沙发上坐下来，和她一起翻看杂志，陪同她继续说笑谈天（图5-18，图5-19）。

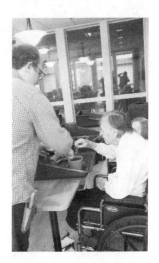

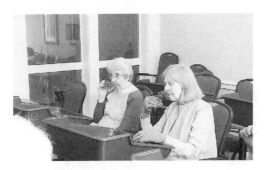

图 5-18　嗅闻迷迭香

图 5-19　扦插迷迭香

重温色彩（2015年4月）

草长莺飞的季节，最美人间四月天，是时候请出春天了。诺克斯维尔的四月颇有些我们江南春天的感觉，大片的梨花、樱花、玉兰弥漫在蓝天之下，走到哪都有置身花海的视野，走到哪都是春日的明媚。要说四月的诺城，最为引人注目的还是那缤纷多姿的四照花（Dog Wood）（图5-20，图5-21，图5-22）。北美四照花的品种较为丰富，花色有粉红、橙黄、白色等，其树形和枝干颇有些梅花的风骨，或遒枝昂扬或旁逸低垂。花开时节，各色的四照花如各色蝴蝶在树梢间上下翻飞，煞是迷人。

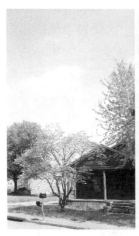 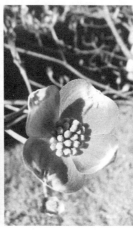 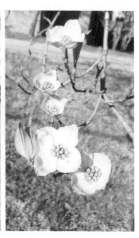

图 5-20　春光下的四照花　　图 5-21　精美绽放　　图 5-22　粉色四照花

今天，我们把在温室里养成的已开花的五颜六色角堇带过来分发给长者们种植。山姆爷爷是位非常认真的长者，每次做园艺的时间他都穿着自己的工装出现。称呼他为"爷爷"应该是我们中国人对男性年长者尊敬的表现，然而在护理站，山姆爷爷更喜欢被称为"boy"（图5-23）。露茜在护理站工作已经好几年了，她说他们都称呼山姆为"boy"。看得出来，当山姆穿着工装、戴上手套，拿起小铲子种花的时

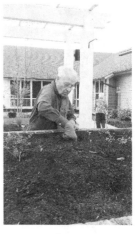

图 5-23　认真的"boy"

候，童年时期跟随父亲在花园里干活玩耍的那个活泼调皮的男孩又回来了。可不是吗，看看在花园里认真种植花苗的长者们，他们小心地把花苗分开，仔细地把它们栽植在挖得松软的花坛里，轻轻地覆上土壤、压实，最后用喷壶洒水。在完成这一系列动作的过程中，他们脸上专注的神情轻松而愉快，丝毫没有岁月沧桑的痕迹。一个多小时的劳作结束后，他们也没有显示出疲劳的状态，因为大家很乐意看到他们亲手种植的花草绽放在花园里，在欣赏着花开满园的喜悦中，大家愉快地道别，相约下一次的康健园艺再聚。

种植味道（2015 年 5 月）

5 月的阳光开始明媚起来，繁花退去之后，枝梢上萌萌地冒出一个个稚嫩稚嫩的小果子。这时候我想起注：《黄帝内经》"论一·摄生"里的一段话："夏三月，此谓蕃秀；天地气交，万物华实；夜卧早起，无厌于日。使志无怒，使华英成秀，使气得泄，若所爱在外。此夏气之应，养长之道也。"这正是草木茂盛、孕育果实的季节，若只有春花似锦而没有夏的孕育，则是华而不实。人行于天地间，若在夏季参与到植物的生长照护程序中，心志便可得以寄托，乃至达到"使志无怒、使气得泄"之境界。结合养长之道，在这个夏季初始的时节，我们为长者们设计了种植养护园艺活动。罗勒、西红柿、豆角、胡萝卜，都是我们可以栽植培育的宝贝。种植这些可以在厨房烹制成肴的蔬菜是康健园艺不可或缺的一环，较之仅供观赏的花材而言，此时栽种蔬菜更是为了三个月后给味觉的刺激做好准备。

山姆依旧穿好夏季工装出现在我们面前，看上去干净利落而又不乏帅气。今天他和南希一个小组，两人分到的材料是罗勒，他们要一起完成种植任务。山姆终究是位绅士，他认为在合作中自己应该多承担一些比较繁重的体力活儿，于是先到花坛边选好种植点，并开始清理花坛里原有的残留植物，挖松土壤，一切准备就绪之后他才通知南希把材料拿出来栽种。南希一手托着罗勒一手拄着拐走到花坛边，她略微弓驼的背丝毫没有影响种植的进程，只见她在山姆的引导下来到种植点旁，挖种植坑、定植、培土，所有程序动作规范，一气呵成。看着两位长者认真操作的模样，他们的满头银发在阳光下格外漂亮，笔者心里不禁想：这些植物带给他们的难道仅仅是关于味道的记忆吗？（图 5-24，图 5-25）

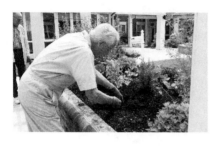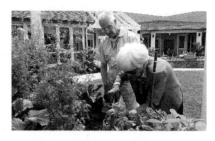

图 5-24　重活让我来　　　　图 5-25　种植的不仅是"味道"

玫瑰记忆（2015 年 6 月）

没有人看见玫瑰花会不心动，除非那花长得实在不好，除非那人状况实在糟糕。今天我们给长者们带来了一盆婀娜娇美的玫瑰花，大家围桌欣赏、分享故事。关于玫瑰，在西方有着更为浪漫的传说与习俗，也正因为此，长者们内心里有着关于玫瑰更为丰富的记忆。

6 月的诺城阳光灿烂温和、天空澄澈透明，鲜红娇艳的玫瑰花在微风中轻轻摇曳，把大家的思绪拉回到曾经的过往。今天，每位参与者都要讲述一个自己和玫瑰的故事，包括我们自己。这是一个看似不起眼的设计，但是很重要。玫瑰花温馨甜蜜的记忆对每个人都是平等的，不管你是贫穷还是富贵，也不管你是年老还是年少，更不管你是男还是女，玫瑰花都能够准确地把馈赠者心中的真情实意表达并传递给受赠者，受赠者收获了浪漫和喜悦，而馈赠者亦留存了"手有余香"的幸福与希望。所以在今天的活动中，我们是和长者们一起而非带领他们分享玫瑰的记忆，如此这般，他们便更为彻底地在玫瑰花前、在人群中、在甜蜜温馨的记忆里忘却了年龄。在这个上午，面对玫瑰，每个人都是朝气蓬勃、青春焕发的那个自

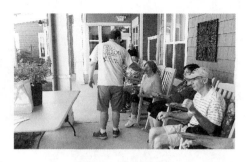

己，当初那份为了爱的勇往直前、那份收获了爱的怦然心动甚至美丽羞涩，尽如藏在这玫瑰花瓣里不停闪烁的星星，在迎风摇曳中被一颗颗抖落了出来，大家的世界都被点亮

图 5-26　玫瑰故事会

了——毫无疑问，这是玫瑰花陪伴人类所表达的爱的力量与光芒（图 5-26）。

甜爽凉茶（2015 年 7 月）

7 月盛夏，火一般的季节，诺城也不例外。尤其是在满城紫薇花的拥抱中，夏日更显其热烈。较之我们在国内常见的粉色紫薇，北美更多见大红色的紫薇。那一树树火红的紫薇花仿佛火焰般燃烧着整个夏日。华氏 90 度的高温下如何避暑？除了空调和风扇，还有什么别的吗？

植物，还是植物。红得像火的紫薇给我们增加了夏日的激情，甜菊薄荷茶又为我们带来了激情后的清凉。今天的活动特别有趣，因为内容比较丰富，更重要的是我们还要一起自制清凉解暑的花草茶。首先是认识甜菊与薄荷。Derrick 给每位长者分发一组甜菊与薄荷的枝叶，告诉大家这两种植物的性状，长者们可以摘下叶片放到口中品尝两者的不同。之后每位长者又分发到两个种植盆和一个带盖玻璃瓶。我们带领长者把叶片从枝条上摘下来，然后把枝条剪短扦插到花盆中，叶片则放入玻璃瓶准备制作清凉茶。长者们可以根据自己的喜好在甜菊叶和薄荷叶的比例上做些调整，喜好甜味多一点的可以多放点甜菊叶，喜好清凉的则可以多放点薄荷叶。接下来在瓶中注入温水，最为重要的一环开始了：把玻璃瓶拿到户外，放置在灿烂的阳光下静置 1 小时。在阳光的萃取下，甜菊与薄荷的成分渗透到水里，一瓶清凉可口的花草茶就制作完毕了（图 5-27，

图5-28，图5-29，图5-30）。

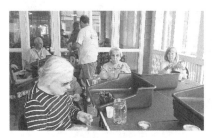

图 5-27　开始制作

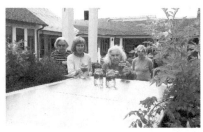

图 5-28　让它晒太阳吧

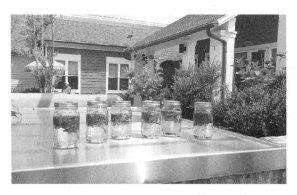

图 5-29　静待阳光萃取

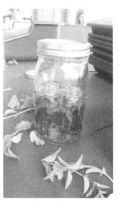

图 5-30　甜菊薄荷茶

喜迎夏收（2015 年 8 月）

　　3 个月前种植的西红柿和豆角都熟了，这是一个收获的季节。今天早晨也是一个忙碌的早晨。

　　从初夏伊始定植秧苗，到每天的浇水、除草等精心照护，90 多天的时间里，长者们一直都在等待这一刻的到来，他们要亲口品尝自己的劳动果实，因为这是一份实实在在的成就与收获。所以今天大家都格外开心，到得都比往常早些。我们今天的任务除了采摘果实之外，还需要清理采收后的植株并平整花坛，为下一季的种植做好准备。以山姆大叔为首的男士们把工具搬到花园里，他们负责挖胡萝卜，而女士们则开始摘西红柿与豆角。薇薇安除了有轻度认知功能障碍外，还伴有轻微的帕金森综合征，她的手总是不停地抖动，但是这丝毫不影响她采摘豆角的兴趣，不一会儿她就采了好几个豆角。朱莉的兴趣似乎更在西红柿上面，她边采边品尝，见我过来一定要我把她吃西红柿的瞬间拍下来，说想和看到照片的每个人分享她亲手种植采摘的西红柿，她让我转告大家："这个西红柿真的很美味！"看到照片的您有没有体会到呢？（图5-31，图5-32）

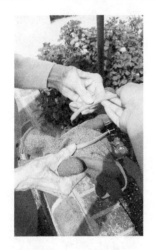
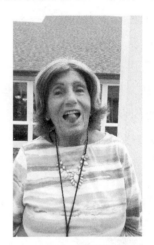

图5-31　采收豆角　　　　图5-32　这个西红柿真的很美味

　　笔者在诺城的园艺疗法案例就分享到这里，后面的案例是回国以后开展的。

　　水仙迎春（2019年1月）

　　江南的冬天有些湿冷，而对于苏州大学-苏州园科建筑与城市环境协同创新中心康健园艺实验室的园艺疗法志愿者而言，这个湿冷的日子却充满了热切的期待，因为我们将要前往苏州市怡养老年公寓，在那里举办一场主题为"雕刻水仙，喜迎新春"的活动。这也是笔者访学期间工作的延续——联合国内养老机构针对失智长者持续开展园艺疗法探索实践。结合我国的国情，本次活动分为两个阶段。第一阶段是讲解示范。首先从介绍"凌波仙子"的文化以及水仙花的植物学知识展开讲解，为长者们普及水仙花的栽培要点、挑选技巧、诗词寓意等知识，让水仙背后的故事以及水仙从古至今跟人们的历史渊源唤醒长者们内心与水仙花相关的记忆。随后重点生动形象地介绍雕刻水仙种球的技法和步骤，示范如何将水仙种球的深色外皮剥掉，去除干净，以及如何用刻刀切割鳞片使水仙种球露出花芽。之后引领长者们鉴赏水仙花雕刻精品。第二阶段是由志愿者带领长者们细心地进行水仙雕刻。整个园艺疗法课堂十分活跃，志愿者与长者们进行一对一的亲切交流，通过雕刻水仙种球，长者们收获了愉悦感和成就感。在短短的一个小时里，长者们聚精会神地听讲，没有出现游走分神的现象，他们认真雕刻自己手中的水仙种球，不清楚的地方还能准确发问。我们感受到他们雕刻的不仅是水仙种球，更是对生活的热爱，对新年的期盼和祝愿（图5-33，图5-34）。

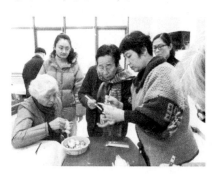

图 5-33　示范雕刻水仙花球

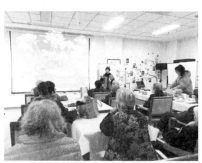

图 5-34　水仙花文化解读

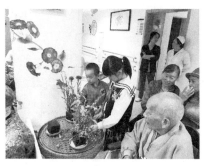

图 5-35　爷爷，让我为您插束花

2.2　针对亲子关系重建的康健园艺活动

"椿萱莲子孝为先——关爱失智长者"康健园艺工作坊侧记（图5-35，图5-36，图5-37）。

2018年8月11日下午，由苏州大学－苏州园科城市环境协同创新中心康健园艺实验室和昆明市社会福利院福利医院临床心理科共同发起的一场别开生面的主题为"椿萱莲子孝为先——关爱失智长者"园艺疗法暨临床心理科家属工作坊活动在昆明市社会福利医院举行。

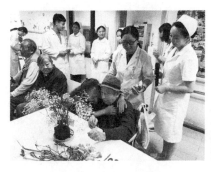

图 5-36　爸爸，感谢您

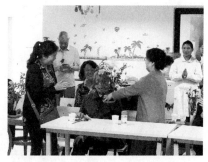

图 5-37　妈妈，请接受我的爱

　　参加活动的 45 名长者和 30 余名长者家属以及来自社会各界的志愿者欢聚一堂，在活动的第一阶段，笔者做了题为"椿萱并茂、莲子有情——中国孝文化的花语情感解读"讲座，通过讲座让参与者了解中国传统花文化中象征父亲和母亲的大椿、萱草，以及莲子等花木的精神疗愈作用。第二阶段，带领长者与家属、志愿者进行插花互动，借萱草、康乃馨、莲子等花材互相表达感恩与关爱之情。

　　活动让大家对园艺疗法有了一个感性的认识，通过亲子间的互动体验，家属们找回了与长者之间久违的快乐。彭爷爷的女儿动情地说："我想起了小时候，爸爸总是把最好吃的东西留给我、把最好的东西给我用，我总能够感受到爸爸对我的疼爱。现在爸爸老了，今年已经 96 岁，在这里医疗养老，我很放心。希望爸爸能开开心心活到 120 岁。我们家属会更多地来看望、陪伴他们，也会采取更多的办法来帮助他们。"有的家属大声在长者耳畔诉说："妈妈，我爱你！"有的家属默默拉着老人的手，深情款款地与老人聊天；有的家属在拥抱老人的时候不禁潸然泪下……参与活动的昆明市社会福利院福利医院临床心理科医护人员写下了这样的心得："窗外的雨一直在下，大家的热情和感动也一直在增加，说到动容之处，忍不住声音哽咽，但看到长者久违的开心一笑，我们笑中带泪，我们似乎回到了小时候，在爸妈怀里嬉闹、玩耍，甚至闯祸……而转瞬间，那个曾经是我们的天的人老了，甚至不记得我们了。是的，正是因为懂得并深深地体会过你们的绝望和无奈，我们才更加坚定地确信，园艺疗法这条路要一直走下去。不管多难，只要能让失智长者的认知功能在活动中有所改善，看到他们的情感在与花共舞的过程中有所释放，确定长者在这里是快乐的，我们就愿意尝试，我们愿意看到老人笑起来，动起来……"一起参与活动的小小志愿者、读小学二年级的书涵小朋友和读幼儿园的奕杰小朋友都说："今天出门的时候下起了瓢泼大雨，仿佛在考验我们会不会放弃，我们不会放弃的，关爱爷爷奶奶，风雨无阻！"

这次关爱失智长者园艺疗法工作坊活动的圆满结束，在春城昆明荡起了这样的涟漪：园艺暖心、让爱传递，温暖失智长者。让我们与失智长者惺惺相惜，共享美好阳光。祝天下所有失智患者健康快乐、晚年幸福！愿天下老人都能老有所养、老有所乐！

2.3 针对弘扬敬老风尚的康健园艺活动

银发童心，喜乐重阳（2018 年 10 月）（图 5-38，图 5-39）。

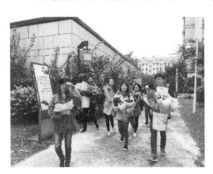
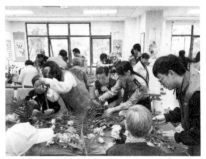

图 5-38 鲜花送长者 　　图 5-39 苏州大学园艺疗法
　　　　　　　　　　　　　　志愿者协助长者插花

我国历来就有"礼仪之邦"的美称，尊老爱幼、善待老人是国民之素养。尊敬长辈不仅要保障老人的生活饮食，使其老有所依，更重要的是还要关注老人的身心健康。

为进一步弘扬爱老敬老的优良社会风尚，践行用园艺疗法关爱银发长者的爱心行动，2018 年 10 月 16 日，由苏州大学－苏州园科建筑与城市环境协同创新中心康健园艺实验室与苏州市怡养老年公寓、苏州市怡养护理院主办的关爱长者园艺疗法活动在苏州市虎丘区怡养护理院举行。

这次园艺疗法工作坊的主题是"银发童心·喜乐重阳"。针对参加这一活动的长者和志愿者是首次接触园艺疗法，笔者首先从介绍"什么是园艺疗法"开讲，让大家了解园艺疗法的起源、发展以及作用；然后笔者结合自己的亲身经历，从花卉文化、认知对健康影响的角度，以取现场的鲜花创作的两个插花作品为例，介绍插花的要点，并引导长者们细心感受植物花卉带来的身心愉悦。随后，青年志愿者们从准备修剪到分发花材，一对一地与老年公寓里的 30 多位长者一起进行以"银发童心·喜乐重阳"为主题的插花创作活动，带领并辅助长者完成插花制作的整个过程。面对五彩缤纷的鲜花，长者们很快点燃了创作激情，风格各异、意蕴悠远的插花作品相继诞生，大家在活动中深刻体会到了园艺疗法的魅力。从小喜爱盆景花卉的 17 岁志愿者瑞霖特别推崇园艺疗法，她说：希望用园艺疗法为广大老年人带来健康，引起社会对老年人，尤其是阿尔茨海默病患者的关注和关爱。同时，她也希望老年人通过参与活动，了解到园艺疗法所带来的益处，进一步提升健康养生的认识。

3　慎思"老年失智症"

每次康健园艺活动，看着长者们忙碌的身影，你很难相信这些长者都是因为家人照顾不了才被送进护理站的。那时的他们因为出现了认知、记忆、行为等障碍而让家人惊慌失措，而家人的这种焦虑与无助的情绪反馈给长者，则加重了长者的自我否定心理，于是其失智失能症状愈发严重。试想，曾经把我们从嗷嗷待哺的襁褓婴儿抚育长大、带领我们读书识字、教我们明白事理的天一样的爸爸妈妈，此刻居然也会颠三倒四、言语不清，刚说过的话就忘了，甚至出了门就分不清东南西北，他们这是怎么了？他们怎么会如此糊涂？实际上，他们是生病了——老年痴呆症（国际阿尔茨海默病协会于 2009 年发表白皮书，呼吁不要再使用"老年痴呆症"这个名字，而改为"老年失智症"）。其实，言语不清、不能自理、大小便失禁这些所谓尴尬甚至被冠以"痴呆"的现象，我们每个人来到这个世界上都经历过，那是在我们的婴儿时期。人生犹如一条抛物线，我们的身体机能随着年龄的增长在青壮年时期达到顶峰，之后就慢慢下降，到了年迈之时，身体机能下降到接近孩童时期（图 5-40）。长者们没有痴呆，他们只是"回去了"，回归到孩童的状态。面对新生儿，父母可以满心欢喜地清洗他们的尿布、耐心地教他们说话，甚至追着跑着给他们喂饭。

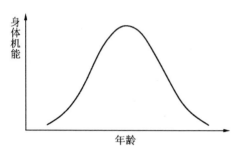

图 5-40　身体机能演变示意图

可是当有一天曾经是我们的天一样的父母，他们不再顶天立地，他们忘记了往事、忘记了如何吃饭，甚至大小便失禁，这时候，请不要用"痴呆"二字来形容他们，只要我们拿出当年父母对待我们哪怕一半的耐心来反哺他们，为儿女的实为尽孝矣！

只要正确认识人生规律，正确面对老年失智症患者，我们就不会在疾病面前惊慌失措。面对愈发老龄化的社会，集众之所长，举全社会之力，共同肩负起护理失智长者的重任，于国、于家，都是我们该尽的使命。

小 结

2017 年 10 月 18 日，习近平同志在十九大报告中指出，实施健康中国战略，要完善国民健康政策，为人民群众提供全方位、全周期的健康服务。目前中国老龄化提前达到高峰，养老压力位列全球第五，随着以独生子女为主体的"421－422"家庭的越来越普遍，老年人不仅得不到年轻人的照料，反而还要承担照顾孙辈的重任。所以，老年人身体健康与否，直接关系到整个家庭的幸福指数，也是社会民生的重要环节。而阿尔茨海默病（AD）是导致老年人失智[1]、严重影响老年人健康的主要杀手，2010 年，全球用于阿尔茨海默病的费用约为 6040 亿美元，而我国是世界上阿尔茨海默病患病人口最多、增长速度最快的地区，预计到 2050 年我国阿尔茨海默病患病人口将超过 2000 万。这是我国实施国民健康政策面临的巨大挑战，也关系到健康中国战略的实施。然而，目前尚无有效药物逆转或延缓阿尔茨海默病的进展，特别是最近进行的针对阿尔茨海默病治疗的 4 种新药也相继在三期临床试验中宣告失败，这更引起学术界对阿尔茨海默病治疗方法的高度重视，大家一致呼吁应尽早展开阿尔茨海默病早期阶段的识别和干预。国内外多年的研究与实践证实，园艺疗法对阿尔茨海默病症状的早期干预和维持具有显著的积极作用。

第二节　幼年儿童群体情绪障碍康健园艺案例

本书阐述的幼年儿童主要针对 3~6 岁的幼儿园学童。幼儿园时期又称"启蒙时期"，它是幼儿从被动接受到主动认识的时期。著

---

[1]　老年失智症，俗称"老年痴呆症"，经国际阿尔茨海默病协会呼吁，建议不再使用"痴呆"这一带有贬义色彩的词汇，而改用"失智"。

名儿童教育家蒙台梭利认为，儿童具有内在的学习驱动力，以及对周围环境的强烈学习与吸收能力，这使得幼儿从出生起便开始对环境保持着不断的探索。其在探索过程中所获取的经验，将会被吸收并成为日后进行更高阶智能学习活动的基础。在探索中所获得的喜悦与成就感，则会正向循环地支持儿童的下一次探索，并使其形成自信、积极、独立、主动的正向性格特质。他们通过自己的感受和体验构建对外部世界的认知，学习使用工具，学习使用语言或肢体动作与他人交换信息、表达情感，建立最初的人际关系。所以幼儿心智的发展与幼儿所处的社会环境、生活环境密不可分，这个环境要满足幼儿的生理及心理需求。在幼儿发展的早期，重要的并非是知识的灌输，而是为他们提供或创造一种丰富、适宜的环境，让幼儿在探索中促进大脑及身体的全面发育。

针对幼儿的康健园艺鼓励幼儿参与植物的种植、管理、采摘等环节，在自然的环境下以及康健园艺过程中，幼儿能获得体能的锻炼、情绪的调适、自信的培养、交流的增进以及健康的促进。

 1　幼年儿童的特点

1.1　年龄特征

幼年儿童的年龄增长伴随着其心理认知水平的发展。在这一时期，儿童的认知方式以具体形象性为主，并开始向抽象逻辑性发展。3~6 岁幼儿在各年龄段的特点如表 5-1 所示。

表 5-1　3~6 岁幼儿在各年龄段的特点

年龄段	行为表现
3~4 岁	1. 生活范围扩大；2. 认知依靠行动；3. 情绪作用大；4. 爱模仿。
4~5 岁	1. 活泼好动；2. 思维具体形象；3. 开始能够遵守规则；4. 自己创造游戏方法。这个时期的幼儿在以往游戏经验的基础上理解游戏的规则，能够自己组织游戏，自己确定游戏主题。

年龄段	行为表现
5~6 岁	1. 好奇心强：具有强烈的求知欲、喜欢问问题是这一时期幼儿非常明显的特征；2. 抽象思维能力开始萌芽；3. 开始掌握认知方法；4. 个性初步开始形成，逐渐向稳定倾向性发展。

1.2 生理发育特点

在身体方面，幼儿每年的生长发育速度比出生后的第一年相对缓慢。近 7 岁时，幼儿的脑重约为 1280g，约是成人脑重的 9/10，神经系统也逐渐发育完善，骨骼发育很快。所以这个阶段也是发展记忆能力的关键时期。由表 5-2 可见，身体发育与记忆力的发展有重要关联。身体发育促使幼儿好动，幼儿对身体的控制也会通过各种活动变得更加熟练。随着身体器官的逐渐发育完全，幼儿抵抗疾病的能力也越来越强。

表 5-2　与记忆有关的神经组织

脑神经组织	记忆方面
小脑	与依靠条件反射和后天的重复而形成的程序性记忆有关
纹状体	与形成习惯或刺激—反应间联系有关
大脑皮质	与感觉记忆和感觉间的关联记忆有关
杏仁复合体与海马组织	与事件、日期、名字等的表象记忆有关，情绪记忆也受其影响
小脑或脊柱	与和运动相关的记忆有关

1.3 心理发展特点

幼儿阶段存在很多敏感期，这是在儿童神经系统发育与适当的环境刺激共同作用下产生的，幼儿在不同敏感期获取的技能和体验不同，因此，结合不同敏感期的需求给幼儿提供相应的环境及教育，更有利于幼儿掌握相应技能。荷兰生物学家德弗里在研究动物成长时发现动物通过在特定时期重复做同一件事来获取技能，他根据这一发现首次提出了"敏感期"这个概念，之后蒙台梭利将敏感期运用到了幼儿教育中。她发现儿童在丰富的环境中会出现敏感期，环境为心理发展提供了必要条件。当处于某个敏感期时，幼儿会对感兴趣的特定事物产生尝试或学习的狂热，在其掌握了特定事物后，这种强烈的欲望也就随即消失。蒙台梭利与患有精神病的儿童长期接触后总结了两个观点：首先，手的活动可以更有效地创造智力；其次，要克服智力上的不足，除了药物治疗外主要是依靠教育的手段。当外部环境与幼儿的内在需求相互作用后，幼儿掌握相应技能就能事半功倍；反之，幼儿将永远失去这个自然取胜的机会。幼儿发育敏感期见表5-3。

表5-3　幼儿发育敏感期

主要类型	年龄段	行为表现
语言敏感期	0~8岁	当婴儿在一定的感官刺激下尝试并进行发声时，语言敏感期就开始了
秩序敏感期	1~4岁	"对秩序的要求"是秩序敏感期的表现，幼儿需要一个有序的环境，在这个环境中他的内在秩序会逐渐建立，慢慢也会发展到对顺序、生活习惯和所有物的要求方面。秩序感的建立可以帮助幼儿获得积极的自我概念
感官敏感期	0~5岁	幼儿通过感知觉认知环境、了解事物。3~6岁时则更能具体通过感官判断环境中的事物
对细微事物感兴趣的敏感期	1.5~4岁	幼儿对泥土里的小昆虫或细小图案感兴趣就标志着这个敏感期的开始，这一时期也是培养幼儿巨细靡遗、综理密微习性的好时机
动作敏感期	0~6岁	探索如何控制自己的肢体是幼儿的本能，合理的运动训练可以促进幼儿肢体协调及手眼协调能力的发展，同时也能帮助其发展智力
社会规范敏感期	2.5~6岁	两岁半孩子"以自我为中心"的意识减弱，表现出倾向于对结交朋友、群体活动感兴趣的意愿
书写敏感期	3.5~4.5岁	自发性用笔进行涂鸦，画"字"

续表

主要类型	年龄段	行为表现
阅读敏感期	4.5~5.5 岁	幼儿在语言、感官、动作等的敏感期内得到了充足的学习，其书写、阅读能力便会自然产生，这个时期可以选择适合幼儿的读物，布置一个充满书香气息的环境

从表5-3可以看出，幼儿心理发展过程中的每个敏感期都有开始和终结，不同的敏感期其起止时间不完全相同。至于敏感期所产生效果的持久性与幼儿在该时期内受到的刺激是否适宜、数量是否足够有密切的关系，研究表明，在一般情况下，二者的表现为正相关。错过了幼儿启蒙阶段教育的"狼孩"案例充分证明了敏感期教育的重要性，虽然后来"狼孩"被人们发现，人们也给他提供了补救性教育措施，他获取了社会人的小部分知识和技能，如会说一些简单的词语，能使用小勺吃饭等，但"狼孩"不仅寿命较短，其能力也永远达不到潜力所赋予的最大程度。

2 适合幼年儿童群体的康健园艺案例

结合正常孩童好动好奇的天性，设计具有探索性、启迪性、创造性的活动，如结合科普、游戏等提升其专注力、记忆力与创造能力；结合非正常孩童的缺陷，设计具备康复训练的活动，如增强趣味性、艺术性能吸引自闭症幼儿参与活动，从而改善症状；增强挑战性创作的活动能让多动症孩童安静下来。

笔者团队自2006年开始着手进行康健园艺实践研究，在幼儿群体方面结合幼儿心理学，以及卢梭、福禄贝尔等人的自然主义教育思想，蒙台梭利教育法等，设计相应的园艺活动，探索提高幼儿记忆能力和注意能力的策略。在记忆能力方面采用韦克斯勒儿童智力量表，从形象记忆力和动作记忆力两个方面来测试幼儿记忆力的水平，观察幼儿记忆力在园艺活动干预前后的变化。初步结果显示，实验组在园艺活动干预后的整体记忆力都有所提高，而对照组在相同时间点、相同时间间隔的情况下进行记忆力测试，其记忆力组间、组内无显著性差异。在注意能力方面，则通过观察园艺活动前后儿童完成划消试验的阅读速度、错误率、大脑工作能力综合指数（IMC）变化，分析园艺活动对儿童注意能力的影响。结果表明，相比于对照组儿童，实验组儿童在进行园艺活动干预后，注意能力有明显提升。研究结果显示，花木认知观察、花草采收种植、园艺植物艺术创作和花茶品鉴等园艺活动有助于提升儿童的记忆能力和注意能力。现将研究中实施的探索性、启迪性、创造性康健园艺实践案例分享如下。

2.1 探索性——神奇美丽的花木世界

赏花之乐

春季正是樱花、海棠、杜鹃、报春花等花木开放的季节，各色花朵争相绽放，让人目不暇接。参与实验的幼儿园内有两棵高大的垂丝海棠，园外不远处则有数亩成片种植的樱花林。每年3月海棠、樱花盛开，总能吸引孩子们的目光。这个时候我们带领幼儿到户外进行花卉欣赏，组织他们收集满地飘落的海棠花瓣，孩子们在与花木的互动中无不欢欣雀跃，特别是收集海棠花瓣，满足了其对花朵的零距离触摸渴望。幼儿在收集飘落的花瓣时，自己会主动区分刚飘落的花瓣和已经衰败的花瓣，他们在收集、挑选的过程中，通过观察花瓣的形态去判断花瓣枯萎的程度。在收集花瓣的过程中，孩子们很开心，有的把花插在头上，有的小心翼翼地把花放入包内。他们还会讨论花瓣为什么会落下来、落下来后树上还有什么，这些问题启发了他们对大自然的思考，也引导教师向他们讲解自然界植物的生长变化规律，幼儿因此在活动中对花开花落有了更加生动的记忆和认知。在活动的总结环节，每个幼儿都展示了自己喜欢的花，并与同伴分享了自己的发现。在整个过程中，幼儿在户外自由奔跑，情绪很好。在探索过程中，他们的模仿力和注意力也较为集中（图5-41，图5-42，图5-43）。

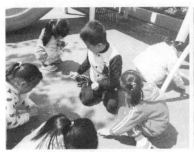
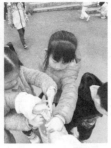
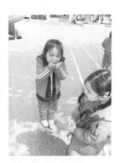

图5-41　捡拾海棠花瓣　　　图5-42　收集起来　图5-43　我要吹花瓣雨

认知根茎叶

很多幼儿喜欢在地里刨土，结合这个特点我们给小朋友们安排了一个清除小花园沙地杂草的任务，目的是让幼儿能够对植物的根、茎、叶有直观的感受及认知。沙地里的植物容易剔除且根系比较丰富，他们在清除的过程中除了体验刨土除草的乐趣之外，还能非常有效地观察到植物的根（图5-44）。这个时候我们拿着他们刨出来的草再告诉他们植物由根、茎、叶组成，他们便对根、茎、叶有了清晰的认知。之后再举一反三组织他们到花坛中指认不同植物的根、茎、叶（图5-45，图5-46），并观察有枯叶的杜鹃和长新叶的两株杜鹃，孩子们先观察这两株杜鹃的不同，指认其茎和叶，然后将枯叶进行了清理。在整个活动过程中，他们都表现出较强的秩序性。

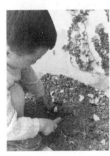
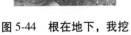
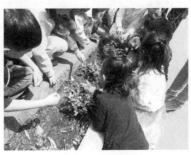
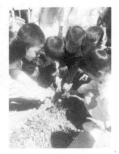

图5-44　根在地下，我挖　　图5-45　观察根、茎、叶　　图5-46　指认茎平儿叶

2.2 启迪性——与小苗共同成长

生命的成长是需要时间与呵护的。这次我们设计了一个与小苗共同成长的活动，需要孩子们认知生命从种子到种子的过程，让他们认知生命从萌发、生长、繁殖到衰老、死亡的规律。

收集种子

第一次是让幼儿采集白菜种子，先让幼儿观察白菜及白菜种子（图5-47）。

第二次是收集花的种子，我们让幼儿采集栀子花种子，并请幼儿观察描述这种种子与白菜种子的异同，幼儿分别从大小、颜色、采摘方式上进行了比较。在幼儿采集完栀子花种子后，我们将种子收集保存起来，为下一环节的播种做准备。

孩子们在收集种子的活动中表现出逐步认知和探索的进步，刚开始收集白菜种子时还有点不知所措，但是有过这一次经历后，在收集栀子花种子时胆子就大了很多，他们将原有经验用上，用手去触摸和感受每种种子收集方式的不同，有时候甚至会去尝一下种子的味道，通过视觉、嗅觉、触觉、味觉去认识植物种子（图5-48）。

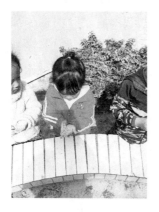 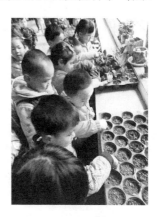

图 5-47　这是白菜种子　　　　图 5-48　把它种下去

播种栽植

在这个环节，我们使用之前收集的种子带领幼儿进行种植活动。首先将孩子们带领到种植地点——一个小花坛面前，引导他们用手触摸花坛里的泥土，感知土壤的干湿情况。当时土壤比较干，因此在播种前我们首先要备土，而考虑到孩子们的能力有限，所以这个步骤就由老师演示，孩子们以观看为主。先将土壤翻松，并在翻土的过程中将杂草和大石块移出种植区，由于花坛比较狭窄，我们使用小耙子进行翻土工作。在翻松土壤之后，我们在泥土表面轻轻踩踏，用脚将土壤踩实以避免基部产生大的空洞，然后再用耙子平整土壤，使土壤更加松软。备好土壤后，我们开始让孩子们亲手进行种植。为了让他们体会用种子播种和用小苗定植这两种方法，我们将该活动分为两次进行：第一次是播种栀子花种子；第二次是种植菜苗，笔者提供给幼儿辣椒苗、番茄苗、茄子苗，并带领他们将这些菜苗分为两组分开种植，一组是种植在花坛中，另一组则是种植在自己制作的花盆里以便观察。

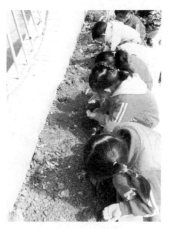

由于栀子花种子非常小，孩子们在将栀子花种子种到自己挖的小坑里的时候，表现得非常小心翼翼，他们轻轻地将种子放下去，轻轻地盖好土，在整个种植活动中的表现都非常好，大部分幼儿都很有耐心、很小心地对待种子（图 5-49）。第二次种植菜苗的时候，孩子们由于之前对植物的根有了认识，所以在种植时也会尽量不去伤到植物的根，盖土时也都比较小心。

图 5-49　轻轻种植

我们每次的种植过程大约为 1 小时，孩子们在这 1 小时内完全专注地进行这项工作，居然没有中途停下或者离开去大小便等。过程中也没有交头接耳、开小差，大家安静地跟着老师的示范亲手挖土、种苗（图 5-50）。在活动开始前让孩子们触碰泥土的时候，有

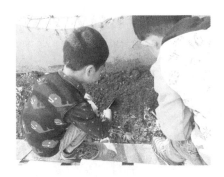

图 5-50　给它覆土

个别孩子不愿意，但当他参与到种植环节后，就开始很专注地工作了。而且后来在种植过程中，孩子们不仅将杂草和小石头移出花坛，还在挖土的时候发现了蚯蚓、蚂蚁等生物，并非常好奇地观察这些生物的形态。

照看植物宝宝

种植完毕以后，孩子们给自己所种植的植物挂上了小标牌。我们告诉幼儿，要像爸爸妈妈和老师照顾自己一样去照顾播种的植物，必须定期给自己种植的植物浇水，观察植物的生长过程。幼儿们被分成小组，每天轮流给植物浇水、除草，他们忙得不亦乐乎。

孩子们每天都会去看看自己种的菜苗，还会和同伴讨论，经常会听到"我种的辣椒长高了，你的怎么没长"之类的对话。同伴之间因为有了植物而产生了更多的话题。他们最爱的是除草，因为花坛土壤松软，里面的杂草也小，操作起来比较容易，所以孩子们在这个环节都情绪高涨，还相互比赛，遇到难除的草还互相帮忙，一起拔，甚至出现了《拔萝卜》里的场景，非常有趣。

2.3　创造性——花卉艺术创作

巧手插花

在研究合作的幼儿园班级区域活动开发中，我们在首次带领幼儿进行插花活动后就专门设立了一个园艺角，并在园艺角内投放适宜的材料，如花泥、各种花卉、牙签等，让孩子们在每日的区域活动时间自

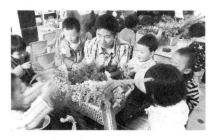

图 5-51　开心学插花

由进入园艺角进行插花活动。我们还用相机记录幼儿的插花作品，并将照片打印粘贴在展示区内，这让孩子们获得了高度的认同感，也更加激发了他们的创造力（图5-51，图5-52，图5-53）。

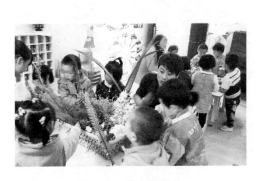

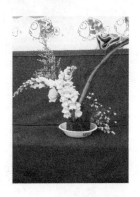

图 5-52　我也要创作　　　　图 5-53　三岁孩子的作品

杨梅果汁扎染

6月，是杨梅成熟的季节，我们设计了一个杨梅果汁扎染的活动。一颗颗紫红饱满、硕大肥润的杨梅让人垂涎欲滴。在淘洗杨梅的时候，我们让孩子们观察水被杨梅染色后的状态。当我们吃杨梅的时候，牙齿一咬下去，浓浓的紫红色汁液更是让人满口酸甜生香。在带领孩子们满足了味觉的体验之后，我们告诉孩子们：杨梅里紫红色的物质叫作色素，是天然的染色剂，可用于食品染色，很安全。接下来我们就带领孩子们做一个杨梅汁扎染的小游戏，让孩子们看看染色到底是怎么回事。

大家兴致很高，动手把杨梅捣烂，过滤出汁水，统一装在一个盆里，并放入适当的明矾做固色剂。接下来我们分发给每位小朋友一块白布和一些橡皮筋，教他们如何将布扎起来，不要全部被颜色浸到。接下来就是小朋友们自己的创作时间了，他们根据自己的想法用橡皮筋把布扎起来，这些扎好的布好像一条条形态各异的小金鱼，然后将它们一起放入染色盆内着色，大家都很期待自己创作出来的扎染图案……结果如图5-54所示，小朋友们无不拍手叫绝！

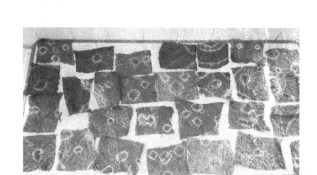

图 5-54　创意满满的杨梅汁扎染布

这是一次关于果实的集感官刺激、认知与创造于一体的康健园艺活动，类似的染色材料还有其他一些园艺植物，如桑葚、凤仙花、火龙果等。

品花草茶

由于花茶气味香甜，汤色好看，花香、茶香相得益彰，所以我们选用花草茶让幼儿感知花朵的味觉。在琳琅满目的花茶中，我们选择了幼儿熟悉的玫瑰花茶。我们通过集体活动的形式，向幼儿展示了泡花茶的过程，并请孩子们闻茶香、看汤色、品茶味。这样做不仅使幼儿对花草茶有了比较全面的认识，也进一步提升了幼儿对玫瑰花的认知。集体活动后，我们同样在活动区角开设了小茶吧，并投放了茶盘、茶具、玫瑰花茶、茉莉花茶、菊花茶等，供幼儿在进行区角活动时使用（图 5-55，图 5-56）。

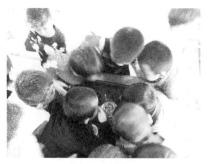
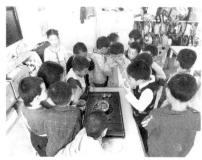

图 5-55　闻茶香　　　　　　**图 5-56　品茶味**

🍃　小　结

幼儿在园所内参与的一系列康健园艺活动培养了他们的专注力、执行力和审美情趣。特别是在对玫瑰花茶有了一定的认知后，他们回到家里也开始泡茶，他们非常乐于与父母分享自己泡的茶。除了花茶以外，孩子们还收集了生活中的不少花卉食品，如鲜花饼、玫瑰酱等。另外，他们在制作或者选择装饰物品时，增加了对花朵形状类装饰物的偏好，经常在活动建构区内用插塑玩具拼搭出花的形状，如小花、小草或者一些像藤蔓的线条等。很多妈妈说，孩子在选择服饰时，会要求买花纹较多、颜色丰富的。可见，幼儿对于花卉植物带来的美表现出了浓厚的兴趣。

第三节　大学生群体情绪障碍康健园艺案例

我国当代大学生群体以 90 后、00 后青年为构成主体。这个年龄阶段的人群多数是独生子女，他们在父母的呵护下成长，物质条件相对优渥。因此当他们离开家庭进入大学校园开始相对独立的生活后，他们从思想上往往有"更具独立人格、对自我职业成长要求更高"的特点，而在行为上则表现出"依赖网络、远离自然、朝气不足"的状态。基于此，当代大学生群体较之以往的大学生群体也更容易出现情绪障碍，这就需要及时的疏导和调节。

本节简要介绍苏州大学金螳螂建筑学院环境与生态修复技术研究中心、苏州大学-苏州园科建筑与城市环境协同创新中心的康健园艺 & 康复花园循证设计实验室利用康健园艺在大学生群体情绪障碍、身心减压方面的探索实践；并针对大学生群体最容易出现情绪问题的两个阶段——新生季和毕业季，介绍了我们所尝试的两个公开的康健园艺工作坊案例。

1　康健园艺对大学生情绪障碍、身心减压的探索实践

苏州大学金螳螂建筑学院环境与生态修复技术研究中心、苏州大学—苏州园科建筑与城市环境协同创新中心康健园艺 & 康复花园循证设计实验室成立于 2018 年 4 月。实验室积极贯彻落实党的十九大提出的"健康中国、美丽中国"这一战略指示，结合风景园林专业与健康生活的社会需求，以"草木筑品、为君康健"为宗旨，立足于康健园艺与康复花园循证设计的教研实践，以人与植物的互作关系为研究对象，展开植物对人类健康照护的科研和教育，培养可以利用花木照护人类健康的专门知识人才，这不仅是将生态文明建设落到实处之举，更重要的是为开拓新的行业领域构建了一个产、学、研相结合的创新型实践平台（图 5-57，图 5-58，图 5-59）。拥有 200 余平方米面积的康健园艺实验室和体验区可提供包括插

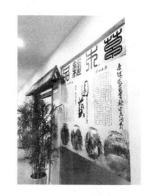

图 5-57　苏州大学—苏州园科协创中心康健园艺实验室

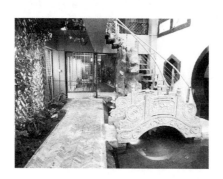

图 5-58　室内的小桥流水

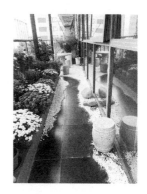

图 5-59　实验室一隅

花、压花、箱庭、可食地景、茶聊、桑丝刺绣等在内的花艺、茶艺、桑艺等早期行为干预的健康照护方法。实验室自成立以来，持续开展康健园艺对大学生情绪障碍身心减压的探索实践，为大学生及社会各界有需要的人群展开了 20 余场次的

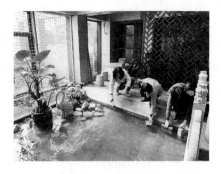

图 5-60　水边浸泡花泥

康健园艺讲座及工作坊活动（图 5-60，图 5-61，图 5-62）。

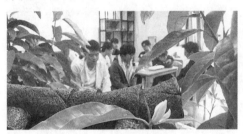

图 5-61　大学生的康健园艺体验课

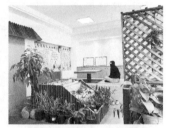

图 5-62　大学生康健园艺心理疏导——闻香减压

2　谨记椿萱父母恩，誓将桑丝织锦绣——新生季的"情绪处方"

　　刚跨入大学校门的新生，尚不适应远离父母的生活，接踵而来的繁重学习任务又让他们应接不暇，而自主性更强的大学生活更容易让他们"找不着北"，陌生的同学和室友也让他们一下子难以找到亲密的伙伴……此时我们就有义务帮助他们树立正确的人生观、价值观，并教授他们有效度过大学生活的方法。

　　我们认为有必要引领新生找到有效度过大学生活的核心专注点，尽早确立奋斗目标，这样他们才不会被杂乱的情绪干扰心志。对于新生而言，要化解刚离开父母的"念家情结"、缓解新生季的心理压力和情绪负担，最好的方法莫过于树立"奋发图强、学有所

成"的行动目标，用实际行动去感谢父母的养育之恩和他们所寄予的希望。鉴于此，我们设计了"谨记椿萱父母恩，誓将桑丝织锦绣"的新生季情绪"处方"，开展了别开生面的康健园艺工作坊活动。

"椿萱"是父母的代称，在中国传统花文化中，椿树象征父亲，萱草花象征母亲。蚕桑丝绸是园艺学的六大分支之一，加之桑丝文化更具有苏州的特色，所以我们在设计活动时将桑丝刺绣与生命的照护和启迪融为一体，大胆开创了一次有中国特色的园艺疗法创新实践。笔者特别邀请苏州研究员级高级工艺美术大师梁雪芳女士，一起用花艺的语言、苏绣的方式为新生季的同学奉上一场别开生面

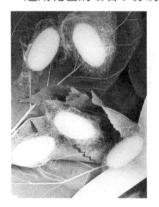

的互动参与性讲座。新的学期，我们用椿萱的花木文化感染学子，让他们谨记父母的养育之恩，用心投入大学的学习，然后再让他们亲自动手感受和体验桑丝刺绣的精髓，制作一幅花木刺绣作品赠送给父母，以表达感恩之心和努力学习之意。桑丝刺绣的作品也暗喻着他们会为自己的未来织就锦绣前程，让父母安心（图5-63，图5-64，图5-65）。

图 5-63　春蚕父母心

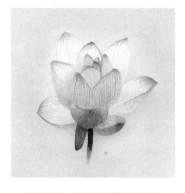

图 5-64　梁雪芳刺绣作品

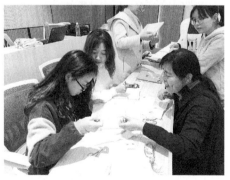

图 5-65　苏绣大师梁雪芳指导学生刺绣

3　分离之后勿忘我，陌生职场学红梅——毕业季的"情绪处方"

毕业季，即将踏入社会的大学生往往会遭遇这样的问题：如何妥善应对分离的焦虑和初入职场的担忧？这是一个普遍存在的问题。人的情感需要有所表达和寄托，如果表达过程不通畅就会产生情绪问题，进一步埋下健康隐患。我们的康健园艺活动旨在让参与者通过与花木的互动，汲取花木中蕴含的精神力量，进一步整理情绪、放下包袱，修复意志力和升华思绪。针对毕业生感到最焦虑和最担心的问题，我们的团队在前期做过一次调研，调查结果显示，大部分同学均感到面对分离十分难舍，而进入职场最担心的三个问题则是工作能力不够、处理不好复杂的人际关系和激情不再。于是我们设计了名为"分离入职花解语之毕业季情绪处方"的康健园艺工作坊活动，目的是帮助毕业生进行情绪疏导和管理，让他们愉快走出校门，轻装迈向社会。

根据前期调研情况，我们在活动中选择了勿忘我和梅花两种对症的花卉，结合对两种花卉的文化及其精神意蕴的解读，做了题为"分离之后勿忘我，陌生职场学红梅——分离入职花解语"的讲座，并给毕业生开出了花语的"情绪处方"，带领大家用勿忘我等干花材料制作压花书签、做梅花造型等（图5-66，图5-67），引导同学

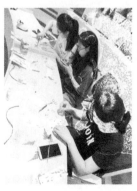
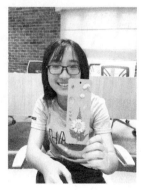

图 5-66　压花书签表心意　　　　图 5-67　我心向阳

153

们结合花卉所蕴含的精神意蕴，将难以说出口的感情用压花书签的创意进行表达，在压花书签的创作过程中梳理自己的情绪。毕业生鑫磊在手工制作环节特别认真，他饶有兴致地跟着心理老师用软糖做人物关系图谱，随后又细心地学做压花书签。他说自己对康健园艺特别感兴趣，通过参加康健园艺工作坊，将园艺和心理学相结合，他对自我有了更多的发现和认同感，在调节情绪方面也更加有心得，可谓获益匪浅。勿忘我和红梅这两种植物对人的精神有着积极的影响。在日常生活中，人们通过互赠勿忘我表达难舍难分的深切情意。在初入职场的艰苦环境中，参与者可以学习梅花"顶风雪"的精神勇敢成长。

活动结束后，同学们表示：为什么不用花儿向阳一样美丽灿烂的心态去迎接毕业、走向社会呢？

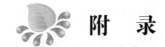

附　录

常用情绪量表

1　常用抑郁量表

汉密尔顿抑郁量表（24 项版）

 测验的实施说明

1. 测验材料

汉密尔顿抑郁量表由汉密尔顿（Hamilton）于 1960 年编制，是临床上评定抑郁状态时应用得最为普遍的一种量表。本量表有 17 项、21 项和 24 项共 3 种版本，这里介绍的是 24 项版本。这些项目包括抑郁所涉及的各种症状，并可归纳为 7 类因子结构。

2. 适用范围

本量表适用于有抑郁症状的成年患者，可用于抑郁症、躁郁症、神经症等多种疾病的抑郁症状之评定，尤其适用于抑郁症。然而，本量表对于抑郁症与焦虑症却不能较好地进行鉴别，因为两者有类似的项目。

3. 施测步骤

（1）评定方法：一般采用交谈和观察的方式，由经过训练的两名评定员对被评定者进行汉密尔顿抑郁量表联合检查，待检查结束后，两名评定员独立评分。在评估心理或药物干预前后抑郁症状的改善情况时，首先在入组时评定当时或入组前 1 周的情况，然后在干预2~6周后再次评定，以比较抑郁症状的严重程度和症状谱的变化。

（2）评分标准：汉密尔顿抑郁量表的大部分项目采用0~4分的5级评分法：（0）无；（1）轻度；（2）中度；（3）重度；（4）很重；少数项目采用0~2分的3级评分法：（0）无；（1）轻—中度；（2）重度。下面分别介绍24个项目的名称及具体的评分标准。

1. 抑郁情绪	0 1 2 3 4	14. 性症状	0 1 2
2. 有罪感	0 1 2 3 4	15. 疑病	0 1 2 3 4
3. 自杀	0 1 2 3 4	16. 体重减轻	0 1 2
4. 入睡困难	0 1 2	17. 自知力	0 1 2
5. 睡眠不深	0 1 2	18. 日夜变化（A早；B晚）	0 1 2
6. 早醒	0 1 2		0 1 2
7. 工作和兴趣	0 1 2 3 4	19. 人格或现实解体	0 1 2 3 4
8. 迟缓	0 1 2 3 4	20. 偏执症状	0 1 2 3 4
9. 激越	0 1 2 3 4	21. 强迫症状	0 1 2
10. 精神性焦虑	0 1 2 3 4	22. 能力减退感	0 1 2 3 4
11. 躯体性焦虑	0 1 2 3 4	23. 绝望感	0 1 2 3 4
12. 胃肠道症状	0 1 2	24. 自卑感	0 1 2 3 4
13. 全身症状	0 1 2	0无；1轻度；2中度；3重度；4极重度	

 测试内容条目

1. 抑郁情绪

（1）只在问到时才表达。

（2）在访谈中自发表达。

（3）不用言语也可以在表情、姿势、声音、欲哭中流露这种情绪。

（4）患者自发言语和非言语表达表情，动作几乎完全为这种情绪所左右。

2．有罪感

（1）责备自己，感到自己已连累他人。

（2）认为自己犯了罪，或反复思考以往的过失和错误。

（3）认为目前的疾病是对自己错误的惩罚，或有罪恶妄想。

（4）罪恶妄想伴有指责或威胁性幻觉。

3．自杀

（1）觉得活着没有意义。

（2）希望自己已经死去，或常想到与死有关的事。

（3）有消极观念或自杀念头。

（4）有严重自杀行为。

4．入睡困难——初段失眠

（1）主诉有入睡困难，上床半小时后仍不能入睡。要注意患者平时入睡的时间。

（2）主诉每晚均有入睡困难。

5．睡眠不深——中段失眠

（1）睡眠浅，多噩梦。

（2）半夜 12 点以前曾醒来，不包括上厕所。

6．早醒——末段失眠

（1）有早醒，比平时早醒 1 个小时，但能重新入睡。应排除平时的习惯。

（2）早醒后无法入睡。

7．工作和兴趣

（1）提问时才主诉。

（2）自发地直接或间接表达对活动、工作或学习失去兴趣，如感到没精打采、犹豫不决、不能坚持或需强迫自己去工作或活动。

（3）活动时间减少或效率下降，住院者每天参加病房劳动或娱乐不满 3 小时。

（4）因目前的疾病而停止工作，住院者不参加任何活动或没有他人帮助便不能完成病室日常事务。注意：不能所有住院均打 4 分。

8. 阻滞指思维和言语缓慢、注意力难以集中、主动性减退（观察）

（1）精神检查中发现轻度阻滞。

（2）精神检查中发现明显阻滞。

（3）精神检查进行困难。

（4）完全不能回答问题，木僵。

9. 激越（观察）

（1）检查时有些心神不宁。

（2）明显心神不定或小动作多。

（3）不能静坐，检查中曾起立。

（4）搓手、咬手指、扯头发、咬嘴唇。

10. 精神性焦虑

（1）问及时才主诉。

（2）自发的表达。

（3）表情和言谈流露出明显忧郁。

（4）明显惊恐。

11. 躯体性焦虑：焦虑的生理症状，包括口干、打嗝、腹泻、腹胀、腹部绞痛、心悸、过度换气、叹气、头疼、尿频、出汗（观察）

（1）轻度。

（2）中度，肯定有上述症状。

（3）中度，上述症状严重，影响生活或需要处理。

（4）严重影响生活和活动。

12. 胃肠道症状

（1）食欲减退，但不需要他人鼓励便可自行进食。

（2）进食需要他人催促或请求，或需要应用泻药或助消化药物。

13．全身症状

（1）四肢、背部、颈部有沉重感，背痛、头疼、肌肉疼痛、全身乏力或疲倦。

（2）症状明显。

14．性症状：性欲减退、月经紊乱等

（1）轻度。

（2）重度。

（3）不能肯定，或该项对被评者不适合，不计入总分。

15．疑病

（1）对身体过分关注。

（2）反复考虑健康问题。

（3）有疑病妄想。

（4）伴有幻觉的疑病妄想。

16．体重减轻：按病史、体重记录评定

（1）患者主诉可能有体重减轻，1 周内体重减轻超过 0．5千克。

（2）肯定体重减轻。1 周内减轻超过 1 千克。

17．自知力

（1）知道自己有病，表现为抑郁。

（2）知道自己有病，但归咎为伙食差、环境问题、工作忙、病毒感染、需要休息。

（3）完全否认自己有病。

18．日夜变化：如果症状在早晨或傍晚加重，先指出是哪一种，然后按其变化程度评分，早上变化评早上，晚上变化评晚上

（1）轻度变化。

（2）重度变化。

19. 人格解体或现实解体：非真实感或虚无妄想

（1）问及时才主诉。

（2）自然叙述。

（3）有虚无妄想。

（4）伴幻觉的虚无妄想。

20. 偏执症状

（1）有猜疑。

（2）有牵连观念。

（3）有关系妄想或被害妄想。

（4）伴有幻觉的关系妄想或被害妄想。

21. 强迫症状：强迫思维和强迫行为

（1）问及时才主诉。

（2）自发叙述。

22. 能力减退感

（1）仅于提问时方引出主观体验。

（2）患者主动表示有能力减退感。

（3）需要鼓励、指导、安慰才能完成病室日常事务或个人卫生。

（4）穿衣、梳洗、进食、铺床、个人卫生均需要他人的帮助。

23. 绝望感

（1）有时怀疑"情况是否会好转"，但解释后能接受。

（2）持续感到"没有希望"，但解释后能接受。

（3）对未来感到灰心、悲观、失望，解释后不能解除。

（4）自动地反复叙述"我的病好不了了"，或诸如此类情况。

24. 自卑感

（1）仅在询问时叙述有自卑感，觉得自己不如他人。

（2）自动地叙述有自卑感。

（3）患者主动述说"我一无是处"或"我低人一等"，与2）

只是程度上的差别。

（4）自卑感达到妄想的程度，例如"我是废物"或类似情况。

测验的记分

在记分上分总分和因子分。总分即所有项目得分的总和。当两个人同时评定时，可以采用两者得分相加或算术平均数。在一般的心理咨询、治疗和药物研究中，往往用一个人的评分。

依据各项目反映的症状特点，汉密尔顿抑郁量表可分为7个因子，分别为：（1）焦虑/躯体化，由精神性焦虑、躯体性焦虑、胃肠道症状、疑病和自知力、全身症状等6项组成；（2）体重，即体重减轻1项；（3）认知障碍，包括自罪感、自杀、激越、人格或现实解体、偏执症状和强迫症状等6项；（4）日夜变化，仅日夜变化1项；（5）迟缓，由抑郁情绪、工作和兴趣、迟缓和性症状等4项组成；（6）睡眠障碍，由入睡困难、睡眠不深和早醒等3项组成；（7）绝望感，由能力减退感、绝望感和自卑感等3项组成。每个因子各项目得分的算术之和即为因子分。

结果的解释

总分是一项很重要的资料，能较好地反映病情的严重程度，即：症状越轻，总分越低；症状越重，总分越高。通过总分在心理咨询或药物治疗前后的变化来衡量各种心理干预、药物干预的效果。同时，在研究入组病例时，通过汉密尔顿抑郁量表的测评，可以较详细地了解研究对象症状的严重程度，用于不同研究结果之间的类比和重复。按照 Dayris JM 的划分，对于 24 项版本，总分超过35 分可能为严重抑郁；超过 20 分，可能是轻度或中度的抑郁；如果小于 8 分，则没有抑郁症状。

因子分可以反映来访者或患者的抑郁症状的特点，同时也可反映心理或药物干预前后靶症状的变化特点。

注意事项

1. 适用于有抑郁症状的成年人。

2. 应由两名经过培训的评定者对患者进行检查。

3. 一般采用交谈与观察的方式，检查结束后，两名评定者分别独立评分。

4. 8、9、11 项，依据对患者的观察进行评定；其余各项根据患者的口头叙述评分；1 项需两者兼顾；7、22 项需要向患者家属收集资料。

5. 整个过程需要 15~20 分钟。

抑郁自评量表

　系统功能简介

抑郁自评量表系统是根据 Zung 于 1965 年编制的抑郁自评量表（Self-rating Depression Scale，SDS）改编而成的。它集心理学、精神病学、多元统计学、人工智能、人工神经网络、光电技术、计算机网络技术于一体，能够全面、准确、迅速地反映被试抑郁状态的有关症状及其严重程度和变化，为临床心理学诊断、治疗以及病理心理机制的研究提供科学依据。

　适用范围

本测验为短程自评量表，操作方便，容易掌握，不受年龄、性别、经济状况等因素的影响，应用范围颇广，适用于不同职业、不同文化阶层及年龄段的正常人或各类精神患者，包括青少年患者、老年患者和神经症患者；也特别适用于综合医院，以早期发现抑郁症患者。

　评定注意事项

1. 开始评定前，让被试人把整个量表的填写方法及每条问题的含义都弄明白。然后，让被试人做出独立的、不受任何人影响的自我评定。

2. 评定的时间范围，应强调是"现在或过去一周"。

3. 每次评定一般可在 10 分钟内完成。

4. 对于文化程度低的被试，工作人员应逐项念给其听，并以中性的、不带任何暗示和偏向的方式把问题本身的意思告诉他（她）。

5. 评定结束时，工作人员应仔细检查自评表，凡有漏评或者重复评定者，均应提请被试人考虑重新评定，以免影响分析的准确性。

6. 抑郁自测量表系统应在开始治疗前由自评者评定一次，然后至少应在治疗后（或研究结束时）再让其自评一次，以便通过抑郁自测量表系统的总分变化来分析自评者症状的变化情况。如果是在治疗期间或研究期间评定，其间隔可由研究者自行安排。

🌳 评分标准

抑郁自测量表系统由 20 个陈述句和相应问题条目组成。每一条目相当于一个有关症状，按 1~4 级评分。20 个条目反映抑郁状态的 4 组特异性症状：

1. 精神性——情感症状，包含抑郁心境和哭泣两个条目。

2. 躯体性障碍，包含情绪的日间差异、睡眠障碍、食欲减退、性欲减退、体重减轻、便秘、心动过速、易疲劳，共 8 个条目。

3. 精神运动性障碍，包含精神运动性迟滞和激越两个条目。

4. 抑郁的心理障碍，包含思维混乱、无望感、易激惹、犹豫不决、自我贬值、空虚感、反复思考自杀和不满足，共 8 个条目。

🌳 评分方法

每一个条目均按 1、2、3、4 四级评分。

请受试者仔细阅读每一条陈述句，或检查者逐一提问，根据最适合受试者情况的时间频度回答"1"（从无或偶而），或"2"（有时），或"3"（经常），或"4"（总是如此）。

20 个条目中有 10 项（第 2、5、6、11、12、14、16、17、18 和 20 条）是用正性词陈述的，为反序计分，其余 10 项是用负性词陈述的，按上述 1~4 的顺序评分。

SDS 评定的抑郁严重度指数按下列公式计算：抑郁严重度指数=各条目累计分/80（最高总分）。指数范围为 0.25~1.0，指数越高，抑郁程度越重。

抑郁自评量表条目

本量表包含 20 个项目，分为 4 级评分，为保证调查结果的准确性，请您务必仔细阅读以下内容，根据最近一星期的情况如实回答。

填表说明：所有题目均共用答案，请在 A、B、C、D 下划"√"，每题限选 1 个答案。

姓名＿＿＿＿＿＿＿　　　　性别：□男　□女

自评题目：

答案：A. 没有或很少时间；B. 小部分时间；C. 相当多时间；D. 绝大部分或全部时间。

1. 我觉得闷闷不乐，情绪低沉。　　　　　　A　B　C　D

*2. 我觉得一天之中早晨最好。　　　　　　A　B　C　D

3. 我一阵阵哭出来或想哭。　　　　　　　A　B　C　D

4. 我晚上睡眠不好。　　　　　　　　　　A　B　C　D

*5. 我吃得跟平常一样多。　　　　　　　　A　B　C　D

*6. 我与异性密切接触时和以往一样感到愉快。　A　B　C　D

7. 我发现我的体重在下降。　　　　　　　A　B　C　D

8. 我有便秘的苦恼。　　　　　　　　　　A　B　C　D

9. 我心跳比平时快。　　　　　　　　　　A　B　C　D

10. 我无缘无故地感到疲乏。　　　　　　　A　B　C　D

*11. 我的头脑跟平常一样清楚。　　　　　　A　B　C　D

*12. 我觉得经常做的事情并没困难。　　　　A　B　C　D

13. 我觉得不安而平静不下来。　　　　　　A　B　C　D

*14. 我对将来抱有希望。　　　　　　　　　A　B　C　D

15. 我比平常容易生气或激动。　　　　　　A　B　C　D

*16. 我觉得做出决定是容易的。　　　　　　A　B　C　D

*17. 我觉得自己是个有用的人，有人需要我。　A　B　C　D

＊18. 我的生活过得很有意思。　　　　　　A　B　C　D

　19. 我认为如果我死了别人会生活得更好些。　A　B　C　D

＊20. 对于平常感兴趣的事我仍然照样感兴趣。　A　B　C　D

2 SAS 焦虑自评量表

 SAS 焦虑自评量表说明

焦虑自评量表（Self-Rating Anxiety Scale，SAS）由华裔教授 Zung 于 1971 年编制。

1. 评分方法

SAS 采用 4 级评分，主要评定症状出现的频度，其标准为："1"表示没有或很少时间有；"2"表示有时有；"3"表示大部分时间有；"4"表示绝大部分或全部时间都有，即选 A 得 1 分，依次递增至 D 得 4 分。20 个条目中有 15 项是用负性词陈述的，按上述 1~4 的顺序评分。其余 5 项（第 5，9，13，17，19）注 * 号者，是用正性词陈述的，按 4~1 的顺序反向计分。即选 A 得 4 分，依次递减至 D 得 1 分。

2. 分析指标

SAS 的主要统计指标为总分。将 20 个项目的各个得分相加，即得粗分；用粗分乘以 1.25 以后取整数部分，就得到标准分。

3. 结果解释

按照中国常模结果，SAS 标准分的分界值为 50 分，其中 50~59 分为轻度焦虑，60~69 分为中度焦虑，70 分以上为重度焦虑。

4. 注意事项

（1）由于焦虑是神经症的共同症状，故 SAS 在各类神经症鉴别中的作用不大。

（2）关于焦虑症状的临床分级，除参考量表分值外，主要还应根据临床症状，特别是要害症状的程度来划分，量表总分值仅能作为一项参考指标而非绝对标准。

SAS 焦虑自评量表条目

本量表包含 20 个项目，分为 4 级评分，请您仔细阅读以下内容，根据最近一星期的情况如实回答。

填表说明：所有题目均共用答案，请在 A、B、C、D 下划"√"，每题限选一个答案。

姓名＿＿＿＿＿＿＿＿　　性别：□男　□女

自评题目：

答案：A 没有或很少时间；B 小部分时间；C 相当多时间；D 绝大部分或全部时间。

1. 我觉得比平时容易紧张或着急。	A	B	C	D
2. 我无缘无故地感到害怕。	A	B	C	D
3. 我容易心里烦乱或感到惊恐。	A	B	C	D
4. 我觉得我可能要发疯。	A	B	C	D
*5. 我觉得一切都很好。	A	B	C	D
6. 我手脚发抖打颤。	A	B	C	D
7. 我因为头疼、颈痛和背痛而苦恼。	A	B	C	D
8. 我觉得容易衰弱和疲乏。	A	B	C	D
*9. 我觉得心平气和，并且容易安静地坐着。	A	B	C	D
10. 我觉得心跳得很快。	A	B	C	D
11. 我因为一阵阵头晕而苦恼。	A	B	C	D
12. 我有晕倒发作，或觉得好像要晕倒似的。	A	B	C	D
*13. 我吸气呼气都感到很容易。	A	B	C	D
14. 我的手脚麻木和刺痛。	A	B	C	D
15. 我因为胃痛和消化不良而苦恼。	A	B	C	D
16. 我常常要小便。	A	B	C	D
*17. 我的手脚常常是干燥温暖的。	A	B	C	D

18. 我脸红发热。　　　　　　　　　A　B　C　D

*19. 我容易入睡并且夜里睡得很好。　A　B　C　D

20. 我做恶梦。　　　　　　　　　　A　B　C　D

3 抑郁、焦虑和压力综合量表

以下是用于自查是否有负面情绪的量表——"抑郁、焦虑和压力量表"（Depression Anxiety Stress Scales-21，简称 DASS-21），该量表由 Clark 和 Watson 于 1991 年提出，经 Antony 于 1995 年修正后的精简版为 DASS-21，总共 21 题，适用于儿童、青少年及老年人。焦虑和抑郁的情绪通常是压力的一种外在表现形式，该表的编制合理运用了抑郁、焦虑与压力的三因素模型，因具有简单易行、新颖独特、操作快速等特点，已被翻译成多种语言在世界各国进行研究与应用。

抑郁、焦虑和压力综合量表的计分方式

采用 0~3 分 4 点式评分方法，0 为不符合，3 分为最符合或总是符合，每个分量表的 7 项得分之和乘以 2 为该表的评分。

抑郁量表≤9 分为正常，10~13 分为轻度，14~20 分为中度，21~27 分为重度，i>28 分为非常严重。

焦虑量表≤7 分为正常，8~9 分为轻度，10~14 分为中度，15~19 分为重度，i>20 分为非常严重。

压力量表≤14 分为正常，15~18 分为轻度，19~25 分为中度，26~33 分为重度，≥34 分为非常严重。

温馨提示：若自评为轻度及以下，可适当自我调适；若自评为中度，应当引起重视；若自评为重度，应寻求专业人员的帮助。祝您健康！

抑郁、焦虑和压力综合量表条目

1. 抑郁方面（包含 7 个题目）

（1）我好像一点都没有感觉到任何愉快、舒畅（单选题）

○ ① 不符合

○ ② 有时符合

○ ③ 常常符合

○ ④ 总是符合

（2）我感到很难主动去开始工作（单选题）

○ ① 不符合

○ ② 有时符合

○ ③ 常常符合

○ ④ 总是符合

（3）我觉得自己对不久的将来没有什么可期盼的（单选题）

○ ① 不符合

○ ② 有时符合

○ ③ 常常符合

○ ④ 总是符合

（4）我感到忧郁沮丧（单选题）

○ ① 不符合

○ ② 有时符合

○ ③ 常常符合

○ ④ 总是符合

（5）我对任何事情都不能产生热情（单选题）

○ ① 不符合

○ ② 有时符合

○ ③ 常常符合

○ ④ 总是符合

（6）我觉得自己不怎么配做人（单选题）

○ ① 不符合

○ ② 有时符合

○ ③ 常常符合

○ ④ 总是符合

（7）我感到生命毫无意义（单选题）

○ ① 不符合

○ ② 有时符合

○ ③ 常常符合

○ ④ 总是符合

2. 焦虑方面（包含 7 个题目）

（8）我感到口干舌燥（单选题）

○ ① 不符合

○ ② 有时符合

○ ③ 常常符合

○ ④ 总是符合

（9）我感到呼吸困难（例如，气喘或透不过气）（单选题）

○ ① 不符合

○ ② 有时符合

○ ③ 常常符合

○ ④ 总是符合

（10）我感到颤抖（例如，手抖）（单选题）

○ ① 不符合

○ ② 有时符合

○ ③ 常常符合

○ ④ 总是符合

（11）我担心一些可能让自己恐慌或出丑的场合（单选题）

○ ① 不符合

○ ② 有时符合

○ ③ 常常符合

○ ④ 总是符合

（12）我感到快要崩溃了（单选题）

○ ① 不符合

○ ② 有时符合

○ ③ 常常符合

○ ④ 总是符合

（13）即使在没有明显的体力活动时，我也感到心率不正常（单选题）

○ ① 不符合

○ ② 有时符合

○ ③ 常常符合

○ ④ 总是符合

（14）我无缘无故地感到害怕（单选题）

○ ① 不符合

○ ② 有时符合

○ ③ 常常符合

○ ④ 总是符合

3. 压力方面（包含 7 个题目）

（15）我觉得很难让自己安静下来（单选题）

○ ① 不符合

○ ② 有时符合

○ ③ 常常符合

○ ④ 总是符合

（16）我对事情往往做出过敏反应（单选题）

○ ① 不符合

○ ② 有时符合

○ ③ 常常符合

○ ④ 总是符合

（17）我觉得自己消耗了很多精力（单选题）

○ ① 不符合

○ ② 有时符合

○ ③ 常常符合

○ ④ 总是符合

（18）我感到忐忑不安（单选题）

○ ① 不符合

○ ② 有时符合

○ ③ 常常符合

○ ④ 总是符合

（19）我感到很难放松自己（单选题）

○ ① 不符合

○ ② 有时符合

○ ③ 常常符合

○ ④ 总是符合

（20）我无法容忍任何阻碍我继续工作的事情（单选题）

○ ① 不符合

○ ② 有时符合

○ ③ 常常符合

○ ④ 总是符合

（21）我发现自己很容易被触怒（单选题）

○ ① 不符合

○ ② 有时符合

○ ③ 常常符合

○ ④ 总是符合

笔者与本书相关的研究工作

 发表论文

郑丽，Derrick Stowell，李梦春等. 美国园艺疗法概况及行业术语最新解释. 2015 中国园艺疗法研究与实践论文集［C］. 北京：中国林业出版社，2016.

李梦春，郑丽*①，艾万峰. 康复花园功能型植物景观设计——以昆明某公司"菊乐园"为例［J］. 农学学报. 2017，7（4）.

李梦春，郑丽*，艾万峰等. 适合于阿尔茨海默氏症患者康复花园植物造景要素分析. 2016 中国园艺疗法研究与实践论文集［C］. 北京：中国林业出版社，2017.

艾万峰，郑丽*，代星等. 植物通过五感刺激对注意力的影响初探. 2016 中国园艺疗法研究与实践论文集［C］. 北京：中国林业出版社，2017.

郑丽，贾平，包晓鹏，谭雪. 从居住区园林发展看园艺疗法在社区的应用前景——以昆明市为例. 2015 中国园艺疗法研究与实践论文集［C］. 北京：中国林业出版社，2016.

贾君兰，汪园，郑丽*. 试论"二十四节气"生态智慧在康复景观设计中的转译与表达［J］. 建筑与文化. 2020，4.

郑丽，汪园，贾君兰. 康复花园水景设计案例研究［J］. 中国名城. 2019，12.

金韬，郑丽*，艾万峰，李梦春，柯燚，高飞. 试论园艺疗法在整合医学中的作用［J］. 中国农学通报. 2015，31（22）.

金韬，高飞，柯燚，郑丽*. 浅析虞美人的东方文化［J］. 云

---

① 加"*"表示是通讯作者。

南农业大学学报（社会科学）. 2014, 8（6）.

高飞, 郑丽*, 柯燚, 金韬. 君子之风, 兰花之美——君子兰文化初探 [J]. 云南农业大学学报（社会科学）. 2014, 8（6）.

周文倩, 包晓鹏, 马夔, 郑丽*. 校园不同功能区植物群落结构与环境舒适度关系分析 [J]. 绿色科技. 2014, 4.

李煜坤, 谭雪, 郑丽*. 中国食用菊花研究应用现状 [J]. 农学学报. 2013, 2.

谭雪, 郑丽*, 王永兵, 李煜坤, 陈志欣. 多元空间绿化在未来城建中的应用——以上海世博会为例 [J]. 中国园艺文摘. 2012, 2.

王永兵, 郑丽*, 王广生, 赵大克, 崔青云. 昆明世博园区大温室植物生长现状及其景观应用分析 [J]. 中国农学通报. 2011, 8.

贾平, 王广生, 黄泽飞, 曹晖, 赵大克, 郑丽*. 观赏型保健植物在园林设计中的应用 [J]. 中国农学通报. 2009, 12.

赵大克, 郑丽*. 云南冬樱花及其在园林中的应用 [J]. 云南农业大学学报. 2009, 5.

郑丽. 中国传统十大名花之人文形象思考——论园艺科学与人文精神的互动 [J]. 旅游学研究. 2008, 第三辑.

郑丽. 观赏植物中的人文思想——论观赏植物人文科学在现代观赏园艺学中的地位和作用. 中国观赏园艺研究进展 [M]. 北京: 中国林业出版社, 2005.

郑丽, 郭继明. 保健观赏植物的开发与利用 [J]. 园林. 1996, 6.

 编写教材

担任主编的有：

插花艺术双语教程 [M]. 北京: 中国林业出版社, 2015.

名花赏析（全国高等农业教育精品课程资源建设数字化教材）
[M]．北京：中国农业出版社，2017.

担任副主编的有：

观赏植物分类学［M］．北京：科学出版社，2017.

学术报告与讲座

郑丽．中国传统花卉文化的精神疗愈力．2018 亚洲园艺疗法联盟国际学术交流大会．主旨报告．2018 年 9 月 16 日．北京.

Zhengli．Using the China Philosophy of "Unity of Man and Nature" in Contemporary Healing Garden Design．Oral Presentation．6th International Conference on Landscape and Urban Horticulture，ISHS．22 June 2016，Athens，Greece.

Zhengli．Classification of Plant Resources in the Color of Kunming World Expo Garden and its Applications to Healthcare Garden．Oral Presentation．2014 ISHS Congress．17–22 August 2014，Brisbane，Australia.

Zhengli．Plants in Kunming World Horticulture Exposition Garden．Oral Presentation．2nd International Conference on Landscape and Urban Horticulture ISHS．9–13 June 2009，Bologna，Italy.

郑丽．营造基于园艺养生的人居环境：率先在长三角构建园林与大健康产业融合的新型关系．中国建筑与文化学会生态康养专业委员会 2019 高峰论坛．2019 年 12 月 14 日．苏州.

郑丽．赏花论道——园林花木与健康的关系解读．江苏省天一中学名师讲堂特邀报告．2019 年 11 月 23 日．无锡.

郑丽．营造基于花艺养生的康健景观——拓展苏州历史文化街区景观与大健康产业融合．第十六届全国高等美术学院建筑与设计专业教学年会．2019 年 11 月 16 日．苏州.

郑丽．中国传统园林何以解忧健身——以扬州个园为例．苏州大学—台湾大学海峡两岸"景观·生态人居环境论坛"．2019 年 5

月 8 日. 苏州.

郑丽. 花艺与健康关系解读. 苏州园科生态建设集团有限公司. 特邀报告. 2019 年 3 月 8 日. 苏州.

郑丽. 构建基于花艺养生的古城新景观. 苏州阮仪三护遗工作站"姑苏雅集". 2018 年 11 月 28 日. 苏州.

郑丽. 园艺疗法与心理辅导. 成都市教育局中小学心理骨干教师培训班. 特邀报告. 2018 年 10 月 19 日. 成都. 成都市树人中学.

郑丽. 中国传统插花在园艺治疗中的应用. 中国社工联园艺治疗学部. 特邀报告. 2017 年 11 月 18 日. 广州. 华南师范大学.

郑丽. 让园艺引领大学健康生活. 苏州大学. 特邀报告. 2017 年 11 月 15 日. 苏州.

郑丽. 园艺疗法的芳香之旅——基于高校教育视角下的芳疗产业科技支撑与人才培养. 上海交通大学芳香植物研发中心"芳疗产业"高峰论坛. 2017 年 4 月 26 日. 上海.

郑丽. 康复花园理论基础解读. 重庆园林科学研究院. 特邀报告. 2016 年 7 月 19 日. 重庆.

郑丽. 园艺疗法与芳香植物的关系, 芳香植物产业学术研讨会. 2016 年 6 月 27 日. 大冶.

郑丽. 康复花园——园林环境与健康的新型关系. 苏州大学. 特邀报告. 2016 年 6 月 8 日. 苏州.

郑丽. 园艺疗法的理论基础. 仲恺农业工程学院. 特邀报告. 2016 年 5 月 12 日. 广州.

郑丽. 园林植物和健康的关系解析. 上海家庭园艺节. 特邀报告. 2016 年 4 月 22 日. 上海.

郑丽. 走近园艺疗法. 西南大学校庆特邀报告. 2016 年 4 月 16 日. 重庆.

Zhengli. CHINA-ASEAN Practical Techniques Training of Flower

Industry：Technologies of Postharvest Treatment in Cut Flower Supply Chain. 2014—2016 年昆明—东盟花卉产业教育培训讲座.

园艺疗法工作坊讲座

（1）毕业季的情绪处方——分离入职花解语. 苏州大学. 2018 年 6 月 15 日. 苏州.

（2）椿萱莲子孝为先——关爱失智长者. 昆明市社会福利医院临床心理科. 2018 年 8 月 11 日. 昆明.

（3）银发童心乐重阳——关爱失智长者. 苏州市怡养老年公寓. 2018 年 10 月 16 日. 苏州.

（4）谨记椿萱父母恩、誓将桑丝织锦绣——新生季园艺疗法工坊. 苏州大学. 2018 年 11 月 14 日. 苏州.

（5）花艺解压——女生节园艺疗法工坊. 苏州大学. 2019 年 3 月.

（6）端午香囊 DIY——端午节园艺疗法工坊. 苏州大学. 2019 年 6 月.

（7）园艺疗法心理辅导工坊. 苏州大学. 2019 年 11 月至今.

获奖作品

郑丽，王利芬. 微课作品《园艺疗法与康复花园·花木的精神疗愈力之梅花篇》. 2017 江苏省高校微课教学比赛本科组二等奖.

郑丽，袁惠燕，付晓渝. 微课作品《园艺疗法与康复花园·花木的精神疗愈力之荷花篇》. 2019 江苏省高校微课教学比赛本科组三等奖.

郑丽. 插花作品《天音》. 99'昆明世界园艺博览会插花艺术大赛优秀奖.

主要参考文献

陈国镇. 论信息医学的萌芽［M］. 台北：生之美教育书院，2014.

崔玖，林少雯. 情绪的"处方"：花精［M］. 长沙：湖南人民出版社，2011.

郭毓仁，治疗景观与园艺疗法［M］. 台北：詹氏书局，2008.

贾建平. 中国痴呆与认知障碍诊治指南（2015年版）［M］. 北京：人民卫生出版社，2016.

克莱尔·库珀·马库斯，卡罗琳·弗朗西斯编著. 俞孔坚，孙鹏，王志芳等译. 人性场所——城市开放空间设计导则（第二版）［M］. 北京：中国建筑工业出版社，2001.

徐海宾. 赏花指南［M］. 北京：中国农业出版社，1996.

《小墨香书》编委会. 黄帝内经［M］. 长沙：湖南美术出版社，2011.

袁枚著. 王英中标点，王英志校订. 随园食单（图文版）. 南京：凤凰出版社，2006.

逸明. 70%的疾病与情绪相关［J］. 长寿，2016（10）.

Clare Cooper Marcus，Naomi A. Sachs，Therapeutic Landscapes：an Evidence-based Approach to Designing Healing Gardens and Restorative Outdoorspaces［M］. Hoboken，New Jersey，WILEY，2014.

FredricksonB L. The Role of Positive Emotions in Positive Psychology：The Broaden-and-Build Theory of Positive Emotions［J］. *American Psychologist*. 2001（56）.

Gayle·Souter-Brown，Landscape and Urban Design for Health and Well-Being［M］. London and New York：Routledge，Taylor & Francis

Group，2014.

R S Ulrich，et al. View through a Window May Influence Recovery from Surgery ［J］. *Science*，27 Apr，1984，224（4647）.

后　记

　　自本书提笔起草到今天再一次校对完书稿，不觉间已是两年有余！在本书付梓之际，要感谢太多太多的亲友、师长、同窗、同事以及我的学生！

　　我要感谢在我康健园艺的求学路上给予我指点的恩师：云南农业大学教授彭增盛老师是我学习花卉学的启蒙老师，他让我从一个爱种花的人成长为一个会种花的人！我的硕士研究生导师、南京农业大学教授郭维明老师为我打开了一扇科研的大门，引领我踏上了穷花卉奥秘的研究之路！我的博士研究生导师、西南大学教授李名扬老师在二十多年前就引领我从事花卉的基因工程研究（当时的基因工程研究对象多见于大田农作物），深入分子的世界，获得了转基因花卉新材料！我访学期间的导师、田纳西大学及南京农业大学教授程宗明老师，为我在人与植物互作关系领域提供了不可多得的研究平台和科研指导！令人难忘的是，在花与人关系探索的道路上，也一直得到北京林业大学教授、我国著名花卉专家陈俊愉先生的鼓励与指引。感谢田纳西大学植物科学系 Derrick Stowell 博士、芝加哥植物园 Barbara Kreski 老师在园艺疗法理论与实践上给了我认真仔细的培训；美国园艺康健协会 Matthew Wichrowski、普林斯顿大学 Cotson 儿童图书馆馆长 Andrea Immel 博士、美国园艺疗法研究先驱 Diane Relf 教授、堪萨斯州立大学 Candice Shoemaker 教授、德国柏林艺术大学 Gert Groening 教授、日本北九州西野医院院长（亚洲园艺疗法联盟主席）西野宪史博士为我提供了大量的学习资料与指导；感谢恩师崔玖教授引领我走进花卉与情绪平衡的研究领域！感谢辅仁大学教授王真心老师不远万里，从德国为我们带回全套的花卉能量情绪检测系统和制剂！在此，我要衷心感谢从小学到博士期间教授我知识的所有任课老师！另外，还要一并感谢在我的成长路上给了我很多知识、鼓励和帮助的教授们（按姓氏拼音排序）：曹林娣老师、曹幸之老师、陈发棣老师、陈利平老师、陈素梅老师、成海钟老师、戴华国老师、董丽老师、房伟民老师、高俊平老师、郭毓仁老师、侯喜林老师、蒋文藻老师、李树华老师、梁雪芳老师、龙春林老师、赖尔聪老师、秦莹老师、盛军老师、孙平老师、王彩云老师、王玲老师、王绍仪老师、姚雷老师、张俊彦老师、张效平老师、郑占坤老师、周武忠老师、资谷生老师。

感谢苏州大学金螳螂建筑学院的陈国凤书记、吴永发院长以及风景园林系的同事们、学院的老师们对我的工作给予的大力帮助和培养！在建筑学院这个大家庭里，来自集体温暖的支持让每一个人都能感到从业的幸福，也因此激发了创造的潜力！感谢苏州园科生态建设集团董事长毛安元先生及其团队在我们康健园艺实验室的建设上给予的鼎力投入和扶持，他的投入和扶持让我们多年的研究得以落地生长！

接下来我还想按照姓氏拼音的顺序来向以下人士致以最真诚的感谢：艾万峰、包晓鹏、陈立人、陈祈明、陈志欣、程丰、代星、董桂英、董玉梅、高飞、高素馨、郭淑龄、黄宇涵、贾君兰、贾平、金韬、柯燚、孔妍妍、李静熙、李梦春、李燕、李燕来、李煜坤、林承箕、刘陈玮、罗蔷薇、马龑、马媛春、马媛媛、潘紫仪、盛爱武、孙旻恺、谭雪、王婧、王永兵、汪园、吴祥艳、伍泓昆、徐虹、徐蕾、许晨、颜碧玉、杨浩、曾武清、赵大克、赵朝鹏、赵淼、周文情、庄严。我从他们每个人的身上都学到了某些知识，而且在本书的问世过程中获得了他们的帮助，其中更有让我受益良多的启迪和指引！

要特别感谢苏州大学出版社刘海老师，这两年中，是刘老师一直在鼓励和敦促我把这本书写完，直到出版。

千言万语，怎一个"谢"字能表达！只愿以己之行报答师长、亲友们的教诲与关爱！感恩我的先生王凯与女儿书涵！

最后，谨将此书献给我的父亲郑万超、母亲苏念慈！

郑　丽

2020 年 5 月 17 日